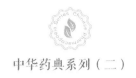

中华药典系列（二）

中草药快认指南

（上卷）

主编　周重建　裴　华

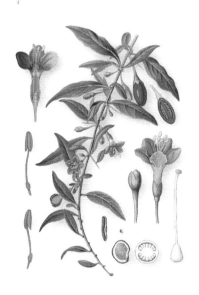

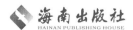

海南出版社

HAINAN PUBLISHING HOUSE

图书在版编目（CIP）数据

中草药快认指南：全 2 册 / 周重建，裴华主编 . ——

海口：海南出版社，2016.8

　ISBN 978-7-5443-6517-8

　Ⅰ . ①中… Ⅱ . ①周… ②裴… Ⅲ . ①中草药 – 指南

Ⅳ . ① R282-62

中国版本图书馆 CIP 数据核字 (2016) 第 038612 号

中草药快认指南

作　　者：周重建　裴　华

监　　制：冉子健

特邀策划：谢　宇

责任编辑：李向阳

装帧设计：张海军

责任印制：杨　程

印刷装订：三河市祥达印刷包装有限公司

读者服务：蔡爱霞

海南出版社　出版发行

地址：海口市金盘开发区建设三横路 2 号

邮编：570216

电话：0898-66830929

E-mail：hnbook@263.net

经销：全国新华书店经销

出版日期：2016 年 8 月第 1 版　　2016 年 8 月第 1 次印刷

开　　本：787mm×1092mm　　1/16

印　　张：32.25

字　　数：495 千字

书　　号：ISBN 978-7-5443-6517-8

定　　价：136.00 元（全二册）

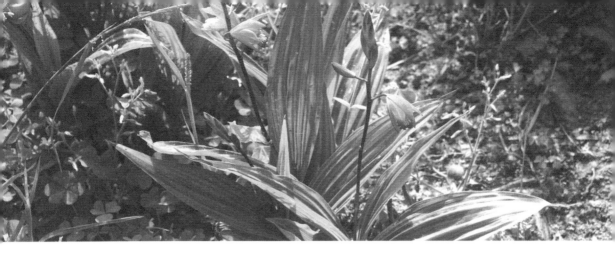

编 委 会 名 单

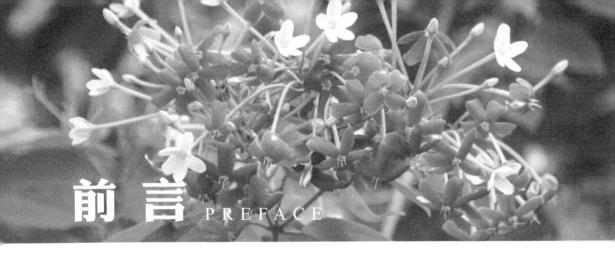

前 言 PREFACE

　　我国中医药文化历史悠久、源远流长，为中华民族的繁荣昌盛和人类的身体健康做出了巨大的贡献。我国蕴藏着十分丰富的中草药资源。中草药是大自然赋予我国人民的宝贵财富。从古至今，我国各族人民都能够充分利用各种草木、花果治疗各种疾病。"神农尝百草"的故事至今依然广为流传，也充分说明了我国民间使用中草药治疗各种疾患的历史十分悠久。

　　中草药具有疗效确切、副作用小等特点，不仅对常见病、多发病有较好的疗效，而且还能治疗一些疑难病症，历来深受人民群众喜爱。同时，由于中草药具有收集方便、使用便捷和经济实用等优点，所以，有很多人应用中草药治病、美容和保健。

　　中草药种类繁多、分布广泛、资源丰富、应用历史悠久，作为天然药物，准确识别是合理使用中草药的前提，但一般群众往往只能认识几种到几十种中草药，这就极大地制约了中草药的广泛应用。为了更好地普及和应用中草药，继承和发掘中国医药文化遗产，使中草药在防治疾病中更好地为人类健康服务，我们本着安全、有效、简便、经济、易找、实用的原则，选择了民间常用且疗效确切的中草药品种，并参考有关文献资料，编写了《中草药快认指南》一书。

本书精选常见的中草药，分别从别名、来源、生境、采收、功用、验方、快认指南等几个方面予以详细介绍，便于人们在日常生活中识别和应用。本书还精选了民间广为流传且确有疗效的单方、验方、秘方共计一千多条，通过阅读本书，读者能够在现实生活的运用中做到有的放矢、对症下药。我们衷心希望本书在普及中草药科学知识、提高医疗保健、保障人民健康、保护和开发中草药资源方面发挥积极作用。同时，也希望在开发利用中草药时，注意生态平衡，保护野生资源及物种。对那些疗效佳、用量大的野生中草药，应逐步引种栽培，建立种植生产基地、资源保护区，有计划轮采，使我国有限的中草药资源能长久延续下去，为人类造福。需要特别提醒的是：广大读者朋友在阅读和应用本书时，如果需要应用书中所列的附方，必须在专业医师的指导下使用，以免造成不必要的伤害。

希望本书的出版能够起到抛砖引玉的作用，希望有更多的有识之士加入我们的行列，为我国中医药文化的传承和传播、为保障人类健康出谋献策。读者交流邮箱：xywenhua@aliyun.com。

本书编委会

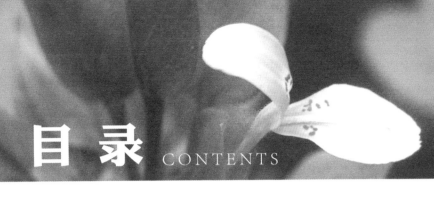

目 录 CONTENTS

（上卷）

解表药·发散风寒

解表药·发散风热

清热药·清热泻火

清热药·清热燥湿

清热药·清热解毒

清热药 · 清热凉血

清热药 · 清虚热

泻下药 · 攻下

泻下药 · 润下

泻下药 · 峻下逐水

利水渗湿药·利尿通淋

利水渗湿药·利湿退黄

温里药·温里祛寒

理气药·疏通气机

消食药·消食化积

驱虫药·驱除寄生虫

止血药·凉血止血

止血药·化瘀止血

止血药·收敛止血

活血化瘀药·活血止痛

活血化瘀药·活血调经

活血化瘀药·活血疗伤

化痰止咳平喘药·温化寒痰

化痰止咳平喘药·清化热痰

化痰止咳平喘药·止咳平喘

安神药·养心安神

平肝息风药·平抑肝阳

平肝息风药·息风止痉

补虚药·补气

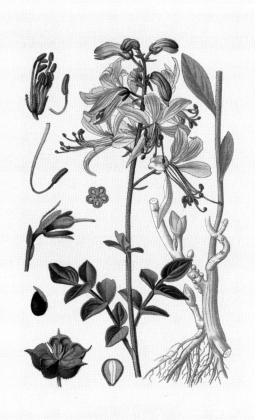

麻黄

别名 龙沙、卑相、狗骨、卑盐。

来源 为麻黄科植物草麻黄 (*Ephedra sinica* Stapf)、中麻黄 (*Ephedra intermedia* Schrenk et C. A. Mey.) 或木贼麻黄 (*Ephedra equisetina* Bge.) 的干燥草质茎。

生境 生长于干燥的山冈、高地、山田或干枯的河床中。主产于吉林、辽宁、内蒙古、河北、山西、河南等地。

采收 秋季采割绿色的草质茎，晒干，除去木质茎、残根及杂质，切段。

功用 辛、微苦，温。归肺、膀胱经。发汗散寒，宣肺平喘，利水消肿。用于风寒感冒，胸闷喘咳，风水浮肿，支气管哮喘。

验方 ①小儿腹泻：麻黄2～4克，前胡4～8克，水煎，加少量白糖送服，每日1剂。②小儿百日咳：麻黄、甘草各3克，化橘红5克，杏仁、百部各9克，水煎服。③荨麻疹：麻黄、蝉蜕、槐花、黄柏、乌梅、板蓝根、甘草、生大黄各10克，水煎服。④头痛发热（恶风无汗而喘）：麻黄9克，桂枝6克，炙甘草3克，杏仁10克，煎服发汗。

快认指南

草麻黄：①多年生草本状小灌木，高30～70厘米。②鳞叶膜质，鞘状。③花多雌雄异株，少有同株者；苞片3～5对，革质，边缘膜质，每苞片内各有1雄花；雄花具无色膜质倒卵形筒状假花被；雄花序阔卵形，通常3～5个成复穗状，顶生及侧枝顶生，稀为单生；雌花序成熟时苞片增大，肉质，红色，呈浆果状。种子2枚，卵形。④花期5月，种子成熟期7月。

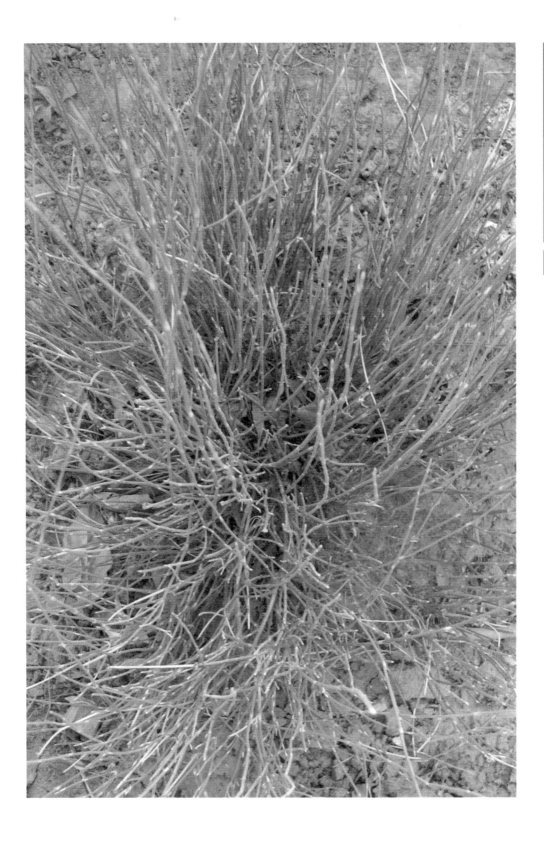

桂枝

别名 柳桂、嫩桂枝、桂枝尖。

来源 为樟科植物肉桂 (*Cinnamomum cassia* Presl) 的干燥嫩枝。

生境 以栽培为主。主产于广东、广西、云南等地。

采收 春、夏两季采收，除去叶，晒干，或切片晒干。以幼嫩、色棕红、气香者为佳。

功用 辛、甘，温。归心、肺、膀胱经。发汗解肌，温通经脉，助阳化气，平冲降气。用于风寒感冒，脘腹冷痛，血寒经闭，关节痹痛，痰饮，水肿，心悸，奔豚。

验方 ①面神经麻痹：桂枝30克，防风20克，赤芍15克，水煎，趁热擦洗患部，每次20分钟，每日2次，以局部皮肤潮红为度。②关节炎疼痛：桂枝、熟附子各9克，姜黄、威灵仙各12克，水煎服。③低血压：桂枝、肉桂各40克，甘草20克，混合煎煮，分3次当茶饮服。④闭经：桂枝10克，当归、川芎各8克，吴茱萸、艾叶各6克，水煎服。⑤胸闷胸痛：桂枝、枳实、薤白各10克，生姜3克，水煎服。

快认指南

①常绿乔木，高10～15米。树皮外表面灰棕色，有细皱纹及小裂纹，皮孔椭圆形，偶有凸起横纹及灰色地衣的花斑，内皮红棕色，芳香而味甜辛，幼枝有不规则的四棱，幼枝、花序、叶柄被褐色茸毛。②叶互生或近对生，革质，叶柄稍膨大；叶片长椭圆形或披针形，长8～20厘米，宽4～5.5厘米，全缘，具离基三出脉，上面绿色，有光泽，下面灰绿色，被细柔毛。③于枝顶或叶腋开黄绿色小花，聚成圆锥花序；花被片6，能育雄蕊9，退化雄蕊3，心形。④果实椭圆形，豌豆大，熟时暗紫色，基部有浅杯状的增大宿存花被，边缘平截或稀齿状。⑤花期5～7月，果期至次年2～3月。

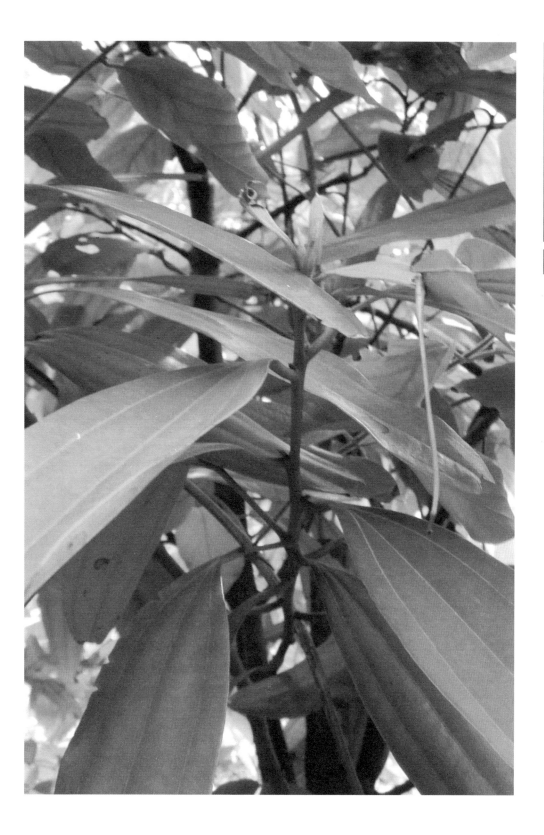

紫苏梗

别名 苏梗、苏茎、赤苏梗、红苏梗、紫苏草、桂苏梗、紫苏茎枝。

来源 为唇形科植物紫苏 [*Perilla frutescens* (L.) Britt.] 的干燥茎。

生境 多为栽培。我国各地均产，主产于江苏、湖北、湖南、浙江、山东、四川、重庆等地。

采收 秋季果实成熟后采割，除去杂质，晒干，或趁鲜切片，晒干。

功用 辛，温。归肺、脾经。理气宽中，止痛，安胎。用于胸膈痞闷，胃脘疼痛，嗳气呕吐，胎动不安。

验方 ①妊娠胸闷呕恶：紫苏梗、姜制竹茹各10克，砂仁6克，水煎服。②妊娠呕吐：紫苏梗9克，竹茹、陈皮各6克，制半夏5克，生姜3片，水煎服，每日1剂。③风热感冒：紫苏梗、荆芥各15克，大青叶、四季青、鸭跖草各30克，加清水500毫升，浓煎，每日3～4次。④胸腹胀闷，恶心呕吐：紫苏梗、陈皮、香附、半夏、莱菔子各9克，生姜6克，水煎服。

快认指南

①一年生草本，高30～100厘米，有香气。茎四棱形，紫色或绿紫色，多分枝，有紫色或白色长柔毛。②叶对生，有长柄；叶片皱，卵形至宽卵形，长4～12厘米，宽3.5～10厘米，先端突尖或渐尖，基部近圆形，边缘有粗圆齿，两面紫色或仅下面紫色，两面均疏生柔毛，下面有细腺点。③聚伞花序排成顶生与腋生的穗状花序，稍偏侧；苞片卵状三角形，无毛，边缘膜质；萼钟形，先端5裂，外面下部密生柔毛；花冠二唇形，红色或淡红色；雄蕊4，二强；子房4裂，柱头2裂。④小坚果倒卵形，灰棕色。⑤花期6～7月。

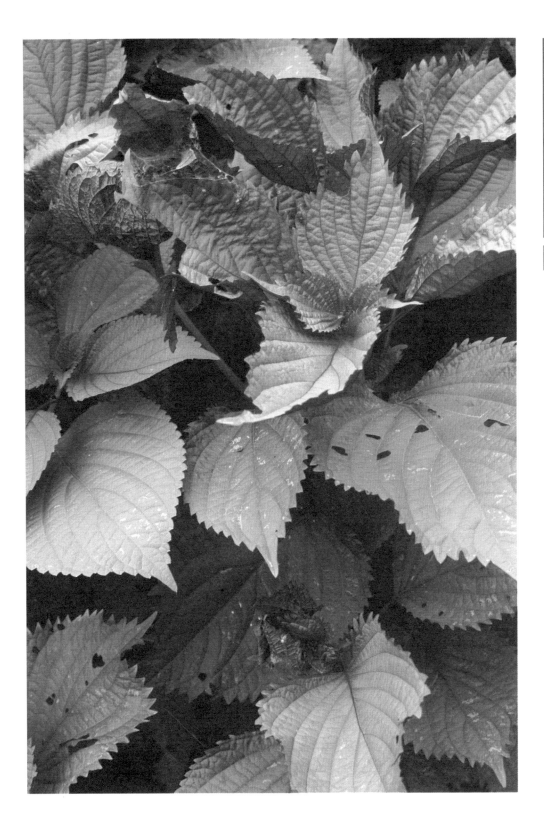

生姜

别名　母姜、姜根、鲜姜。

来源　为姜科植物姜 (*Zingiber officinale* Rosc.) 的新鲜根茎。

生境　生长于阳光充足、排水良好的沙质地。全国大部分地区有栽培。主产于四川、贵州等地。

采收　秋、冬两季采挖，除去须根及泥沙，切片，生用。

功用　辛，微温。归肺、脾、胃经。解表散寒，温中止呕，化痰止咳。用于风寒感冒，胃寒呕吐，寒痰咳嗽。

验方　①牙痛：生姜1片，咬在痛牙处。②咽喉肿痛：热姜水加少许食盐，漱口，每日早、晚各1次。③口腔溃疡：生姜20克，捣汁，频频漱口吐出，每日2～3次。④斑秃：生姜切片，近火烤热搽患处，每日2次。⑤止呕：生姜片少许，放口中。⑥呃逆：鲜姜30克，取汁，蜂蜜30克，调服。⑦冻疮未破：生姜切片，烤热后用其平面摩擦冻伤处。

快认指南

①多年生宿根草本，高40～100厘米。根状茎肉质，肥厚扁平，横走并分枝，表面淡黄色，里面黄色，有芳香和辛辣味。②叶二列，无柄，有抱茎叶鞘；叶片条状披针形，长15～30厘米，宽约2厘米，先端渐尖，基部渐窄，平滑无毛；叶舌长1～3毫米，膜质。③花梗直立，从根状茎上生出，高15～25厘米，被覆瓦状疏离的苞片；穗状花序卵形至椭圆形，花稠密；苞片卵形，长约2.5厘米，先端具硬尖，绿白色，覆瓦状排列，边缘黄色；花冠3裂，黄绿色，唇瓣较短，淡紫色带黄白色斑点。④双悬果卵形，5棱。⑤花期夏、秋两季。

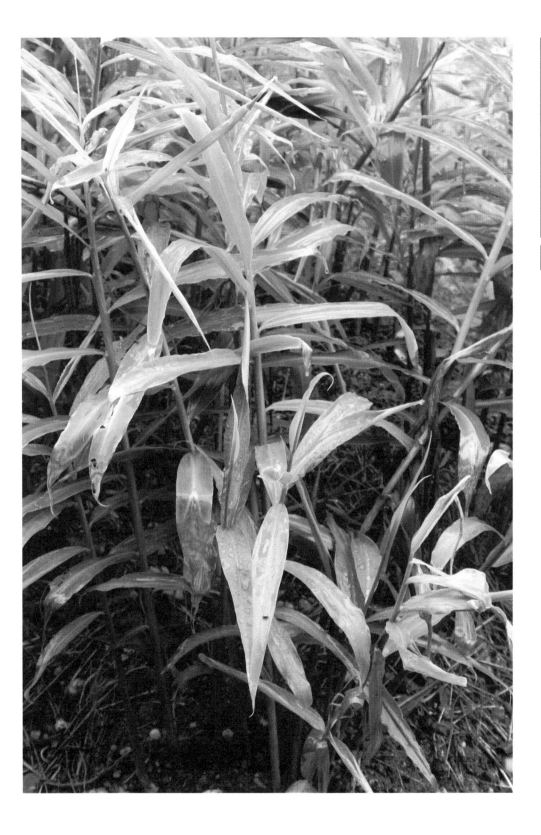

香薷

别名 香菜、香茹、香菜、香草、石香菜、石香薷。

来源 为唇形科植物香薷 (*Mosla chinensis* Maxim.) 的干燥地上部分。

生境 生长于山野。主产于辽宁、河北、山东、河南、安徽、江苏、浙江、江西、湖北、四川、贵州、云南、陕西、甘肃等地。

采收 夏季茎叶茂盛、花盛时择晴天采割，除去杂质，阴干，切段，生用。

功用 辛，微温。归肺、胃经。发汗解表，化湿和中。用于暑湿感冒，恶寒发热，头痛无汗，腹痛吐泻，小便不利。本品用于发汗解表，用量不宜过大，且不宜久煎；用于利水消肿，量宜稍大，且须浓煎。

验方 ①小便不利、头面浮肿：香薷、白术各等份，研粉，炼蜜为丸，每次9克，每日2～3次。②水肿：香薷25000克，锉入锅中，加水久煮，去渣再浓煎，浓到可以捏丸时，即做成丸子，如梧桐子大。每次5丸，每日3次。

快认指南

①多年生草本，高30～50厘米。茎棕红色，四棱形，具凹沟，沟内密被白色卷曲柔毛。②叶对生；柄短，密被柔毛；叶片卵形至披针形，长2.5～3.5厘米，宽3～9毫米，先端锐尖，基部楔形，下延，边缘具疏锯齿，偶有全缘，上面深绿色，密被白色长柔毛，下面淡绿色，密布腺点。③轮伞花序密聚成穗状，顶生兼腋生，长1～3.5厘米；小苞片扁圆形，先端短尖；萼钟状，5裂，被长柔毛及腺点；花冠唇形，淡紫红色，长约6毫米，上唇2裂，下唇3裂；雄蕊4，上部2个较短。④小坚果4个，近卵圆形，棕色，藏于宿存萼内。⑤花期秋季。

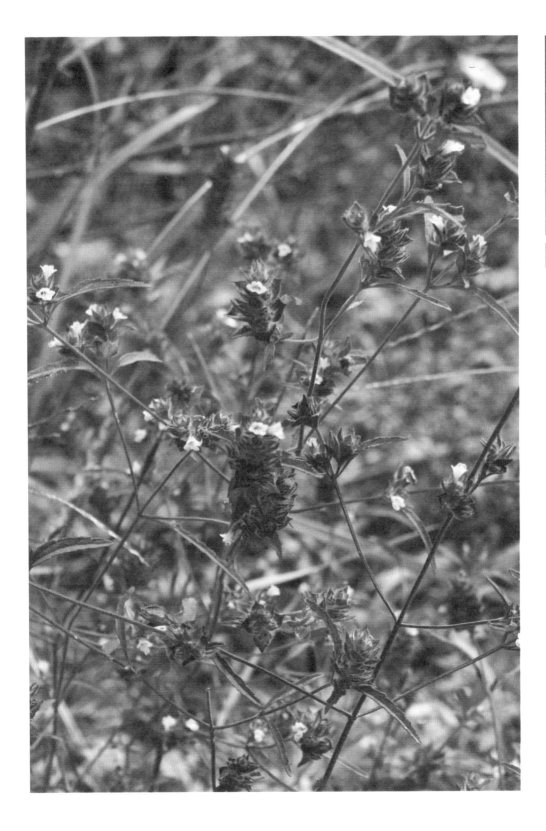

荆 芥

别名 假苏、姜芥、鼠实、四棱杆蒿。

来源 为唇形科植物荆芥 (*Schizonepeta tenuifolia* Briq.) 的干燥地上部分。

生境 多为栽培。主产于浙江、江苏、河北、河南、山东等地。

采收 夏、秋两季花开到顶、穗绿时采割，除去杂质。晒干，切段，生用或炒炭用。

功用 辛，微温。归肺、肝经。解表散风，透疹，消疮。用于感冒，头痛，麻疹，风疹，疮疡初起。祛风解表生用，止血宜炒炭用。

验方 ①皮肤瘙痒：荆芥、薄荷各6克，蝉蜕5克，白蒺藜10克，水煎服。②痔疮肿痛：荆芥30克，煎汤熏洗。③预防流行性感冒：荆芥9克，紫苏6克，水煎服。④感冒发热头痛：荆芥、防风各8克，川芎、白芷各10克，水煎服。⑤风寒型荨麻疹：荆芥、防风各6克，蝉蜕、甘草各3克，金银花10克，每日1剂，水煎，分2次服用。

快认指南

①一年生草本，有香气。茎直立，方形，有短毛，基部带紫红色，断面纤维性，中心有白色髓部。②叶对生，羽状分裂，裂片3～5，线形或披针形，全缘，两面被柔毛。③轮伞花序集成穗状顶生。花冠唇形，淡紫红色；宿萼钟形，顶端5齿裂，淡棕色或黄绿色，被短柔毛，内藏棕黑色小坚果。

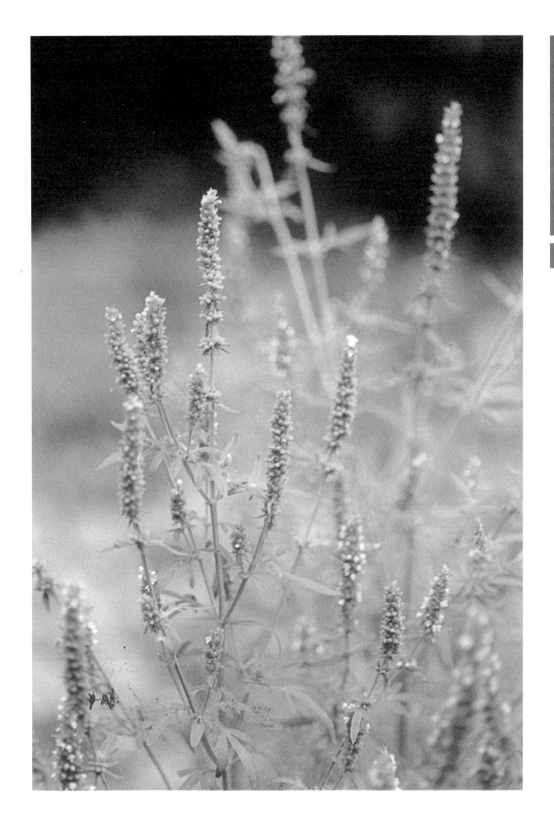

防　风

别名　铜芸、风肉、回云、屏风、山芹菜、白毛草。

来源　为伞形科植物防风 [*Saposhnikovia divaricata* (Turcz.) Schischk.] 的干燥根。

生境　生长于丘陵地带山坡草丛中或田边、路旁，高山中、下部。主产于东北、内蒙古、河北、山东、河南、陕西、山西、湖南等地。

采收　春、秋两季采挖未抽花茎植株的根，除去须根及泥沙，晒干。

功用　辛、甘，温。归膀胱、肝、脾经。祛风解表，胜湿止痛，止痉。用于感冒头痛，风湿痹痛，风疹瘙痒，破伤风。

验方　①麻疹、风疹不透：防风、荆芥、浮萍各10克，水煎服。②痔疮出血：防风8克，荆芥炭、地榆炭各10克，水煎服。③感冒头痛：防风、荆芥各10克，紫苏叶、羌活各8克，水煎服。

快认指南

①多年生草本，高30~80厘米，通体无毛。根粗壮，近圆柱形，顶端密被棕黄色纤维状的叶柄残基。茎单生，直立，由基部向上有双叉式分枝。②基生叶具长叶柄，柄基部扩展成鞘状，稍抱茎；叶片三角状卵形，二回或近乎三回羽状分裂，最终裂片条形至窄倒披针形，顶端3裂或2裂或不裂，先端锐尖，全缘；茎生叶较小，近枝顶的常有不完全叶片或只有宽的叶鞘。③复伞形花序顶生，常排成聚伞圆锥花序；无总苞片，少有1片；伞幅5~9；小总苞片4~5，条形至披针形，小伞形花序有花4~9朵；萼齿短三角形，较明显；花瓣5，倒卵形，凹头，向内卷；雄蕊5；子房下位，2室，花柱2，花柱基部圆锥形。④双悬果长卵形，具疣状突起，稍侧扁；分果5棱，棱间各有油管1条，结合面2条。⑤花期秋季。

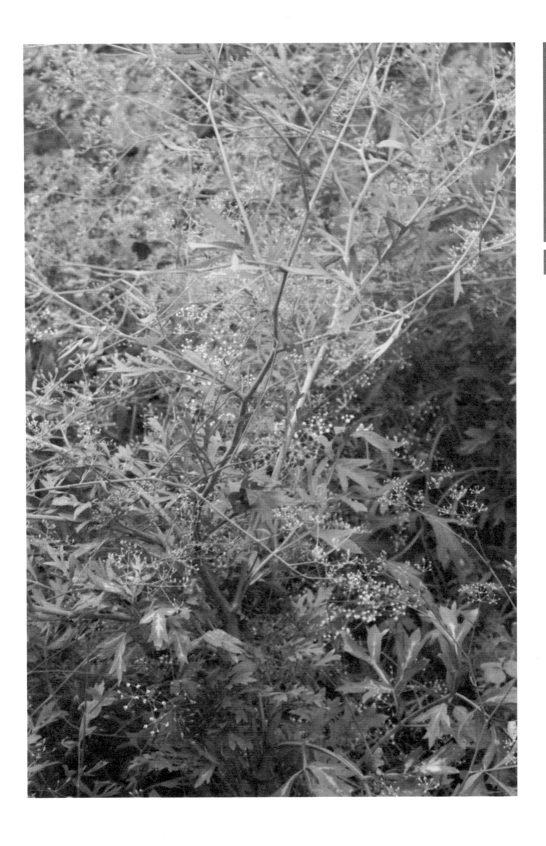

羌 活

别名 羌滑、羌青、黑药、胡王使者、扩羌使者。

来源 为伞形科植物羌活 (*Notopterygium incisum* Ting ex H. T. Chang) 或宽叶羌活 (*Notoptergium franchetii* H. de Boiss.) 的干燥根茎及根。

生境 生长于海拔2600～3500米的高山、高原之林下、灌木丛、林缘、草甸。主产于内蒙古、山西、陕西、宁夏、甘肃、青海、湖北、四川等地。

采收 春、秋两季采挖，除去须根及泥沙，晒干。

功用 辛、苦，温。归膀胱、肾经。解表散寒，祛风除湿，止痛。用于风寒感冒，头痛项强，风湿痹痛，肩背酸痛。

验方 ①眼胀：羌活适量，水煎服。②产后腹痛：羌活100克，煎酒服。③风湿性关节炎：羌活、当归、桂枝各6克，松子仁10～15克，加黄酒和水等量合煎，每日1剂，分2次服用。④头痛：羌活12克，山豆根15克，五味子3克，水煎服，每日1～2次。⑤感冒发热、扁桃体炎：羌活5克，板蓝根、蒲公英各6克，水煎，每日1剂，分2次服用。

快认指南

羌活：①多年生草本，高达1米以上。茎直立，中空，表面淡紫色，具有纵直的条纹，无毛。②叶互生，有长柄，柄长10～20厘米，基部扩大成鞘，长约3厘米，抱茎，茎基部叶为二至三回奇数羽状复叶，质薄，无毛，小叶3～4对。③花多数排列成复伞形花序，伞幅10～15，各条顶端有20～30条花梗（小伞梗），无总苞片；花瓣5，倒卵形，先端尖，向内折卷，花柱基部扁压状圆锥形。④双悬果卵圆形，无毛，背棱及侧棱有翅，棱槽间有3～4油管，结合面有5～6油管。⑤花期秋季。

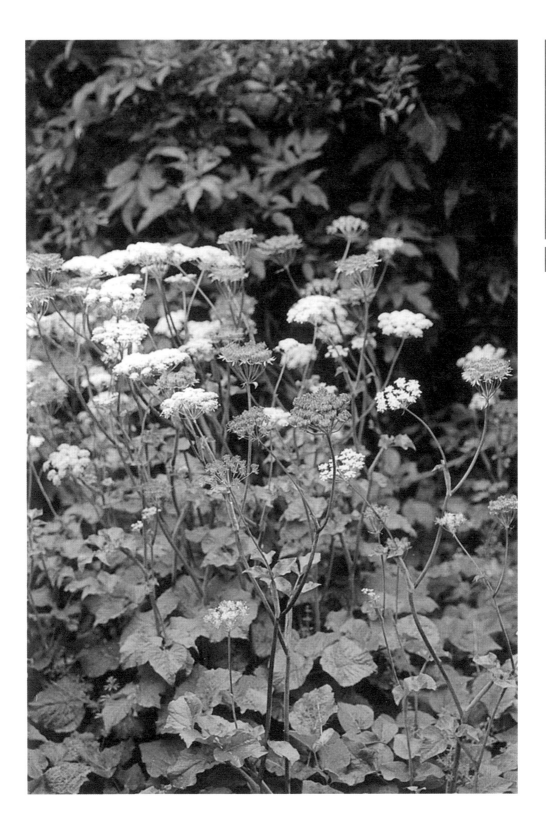

白芷

别名 芳香、苻蓠、泽芬、香白芷。

来源 为伞形科植物白芷 [*Angelica dahurica* (Fisch.ex Hoffm.) Benth.et Hook.f.] 或杭白芷 [*Angelica dahurica* (Fisch. ex Hoffm.) Benth. et Hook. f. var. formosana (Boiss.) Shan et Yuan] 的干燥根。

生境 生长于山地林缘。产于河南长葛、禹州的习称"禹白芷"；产于河北安国的习称"祁白芷"。

采收 夏、秋间叶黄时采挖，除去须根及泥沙，晒干或低温干燥。

功用 辛，温。归胃、大肠、肺经。解表散寒，祛风止痛，宣通鼻窍，燥湿止带，消肿排脓。用于感冒头痛，眉棱骨痛，鼻塞，鼻窦炎，牙痛，白带异常，疮疡肿痛。

验方 ①牙痛：白芷、细辛、吴茱萸各8克，水煎漱口，或研末塞牙。②肝炎：白芷、大黄各等份，研末，每次5克，每日2次，口服。③外感风寒引起的头痛、眉棱骨痛：白芷60克，水煎服，每日3次。

快认指南

白芷：①多年生大型草本，高2～2.5米。根粗大，实心，圆锥形，垂直生长，外皮黄褐色，侧根粗长略成纵行排列，基部有横梭形木栓质突起围绕，突起不高，有时窄条形。茎粗壮，圆柱形，中空，常带紫色。②茎生叶互生，有长柄，叶柄基部扩大成半圆形叶鞘，叶鞘无毛，抱茎，亦带紫色，二至三回羽状复叶；小叶片披针形至长圆形，基部下延呈翅状；茎上部叶无柄仅有叶鞘。③白色小花，排成大型复伞形花序，伞幅通常22～38个，总苞1～2片，膨大成鞘状，小总苞片通常比花梗（小伞梗）长或等长，花梗10余个，花瓣倒卵形，先端内凹。④双悬果扁平长广椭圆形，分果具5棱，侧棱有宽翅，无毛或有极少毛。⑤花期夏季。

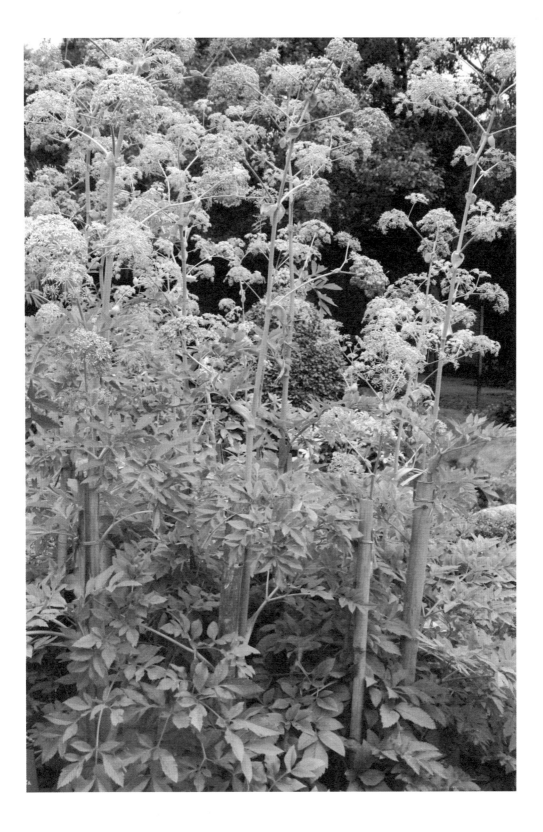

细 辛

别名 小辛、细草、少辛、细条、独叶草、山人参、金盆草。

来源 为马兜铃科植物北细辛 [*Asarum heterotropoides* Fr. Schmidt var. mandshuricum (Maxim.) Kitag]、汉城细辛 (*Asarum sieboldii* Miq. var. seoulense Nakai) 或华细辛 (*Asarum sieboldii* Miq.) 的干燥根和根茎。

生境 生长于林下腐殖层深厚稍阴湿处，常见于针阔叶混交林及阔叶林下、密集的灌木丛中、山沟底稍湿润处、林缘或山坡疏林下的湿地。主产于东北。

采收 夏季果熟期或初秋采挖，除净泥沙，阴干。

功用 辛，温。归心、肺、肾经。祛风散寒，祛风止痛，通窍，温肺化饮。用于风寒感冒，头痛，牙痛，鼻塞流涕，鼻窦炎，风湿痹痛，痰饮喘咳。

验方 ①阳虚感冒：细辛、麻黄各3克，附子10克，水煎温服。②口舌生疮：细辛、黄连各等份，为末。先以布巾揩净患处，掺药在上。

快认指南

　　北细辛：①多年生草本，高10～30厘米。根状茎柱状，稍斜升，顶端生长数棵植株，下面长多数细长黄白色根，有辛香。②叶每株2～3片，基生，柄长5～18厘米，无毛；叶片卵心形或近于肾形，长4～9厘米，宽6～12厘米，先端圆钝或急尖，基部心形至深心形，两侧圆耳状，全缘，上下两面均多少有疏短毛。③单生叶腋，花梗长1～3厘米；花被管碗状，外面紫绿色，内面有隆起的紫褐色棱条，花被裂片3，污红褐色，三角宽卵形，由基部向外反卷，紧贴花被管上；雄蕊12，2轮排列于合蕊柱下部，花药与花丝近等长，子房半下位，花柱6，较短，柱头着生顶端外侧。④果实半球形，长约10毫米，直径约12毫米。种子多数，卵状锥形，种皮硬，被黑色肉质假种皮。⑤花期5月。

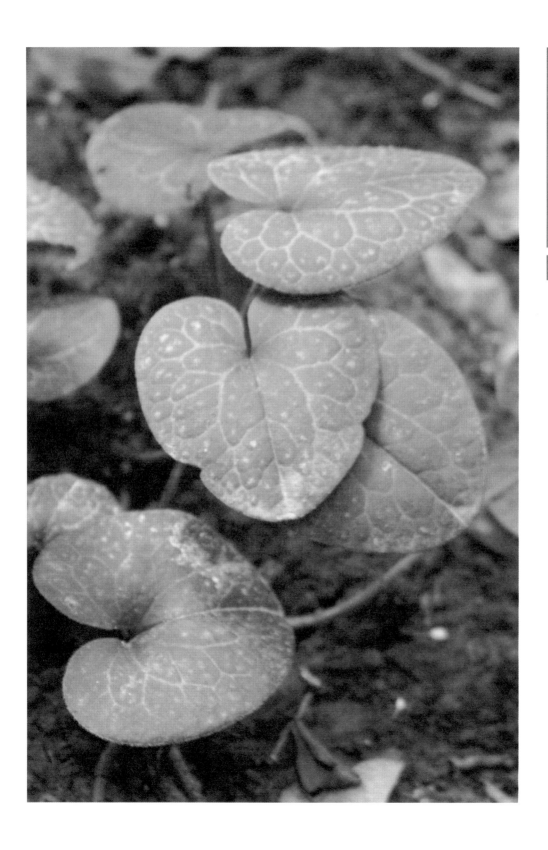

藁本

别名 藁茇、藁板、薇茎、野芹菜。

来源 为伞形科植物藁本 (*Ligusticum sinense* Oliv.) 或辽藁本 (*Ligusticum jeholense* Nakai et Kitag.) 的干燥根茎及根。

生境 生长于湿润的水滩边或向阳山坡草丛中。主产于四川、重庆、湖北、湖南、陕西等地。

采收 秋季茎叶枯萎或次春出苗时采挖，除去地上部分及泥沙，晒干或烘干。

功用 辛，温。归膀胱经。祛风，散寒，除湿，止痛。用于风寒感冒，巅顶疼痛，风湿痹痛。

验方 ①胃痉挛、腹痛：藁本25克，苍术15克，水煎服。②头屑多：藁本、白芷各等份，为末，夜掺发内，早起梳之，垢自去。③风寒头痛及巅顶痛：藁本、川芎、细辛、葱头各等份，水煎服。

快认指南

藁本：①多年生草本，高可达1米以上，根状茎呈不规则的团块状，有多数条状根，具浓香。茎中空，有纵沟。②叶互生，叶柄长达20厘米，基部扩大成长鞘状，抱茎；二至三回羽状复叶，最终小叶5~9片，卵形，两侧不相等，边缘为不整齐的羽状浅裂或粗大锯齿状，上面脉上有乳头状凸起。③多数小花聚成复伞形花序，伞幅16~20，不等长，总苞片常具3~5条形裂片；花萼缺；花瓣5，椭圆形至倒卵形，长约2毫米，宽约1毫米，先端全缘或微凹，中央有短尖凸起，向内折卷，外面有短柔毛；雄蕊5，花丝细软弯曲；花柱2，细软而反折，子房卵形，下位。④双悬果广卵形，稍侧扁，分果棱槽中各有油管3个，结合面有油管5个。⑤花期夏、秋两季。

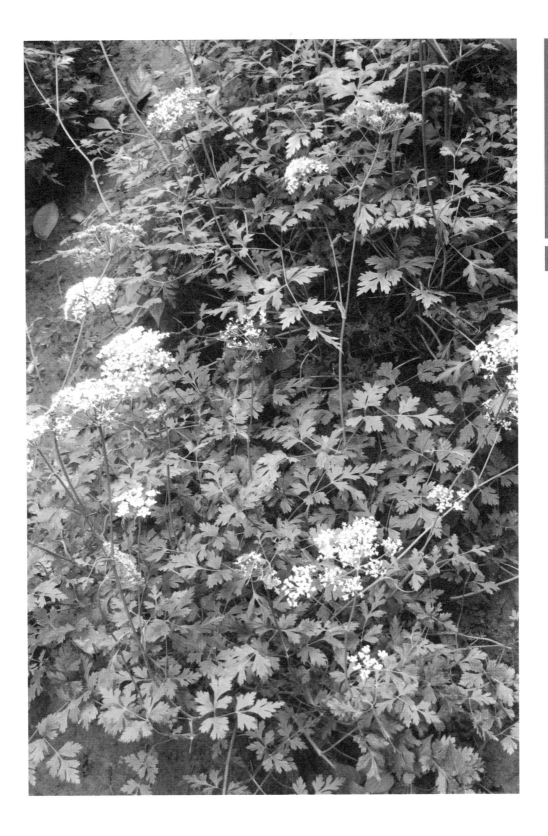

苍耳子

别名 苍耳实、野茄子、苍耳仁、刺儿棵、胡苍子、疔疮草、黏黏葵。

来源 为菊科植物苍耳 (*Xanthium sibiricum* Patr.) 的干燥成熟带总苞的果实。

生境 生长于荒地、山坡等干燥向阳处。分布于全国各地。

采收 9～10月割取地上部分，打下果实，晒干，去刺，生用或炒用。

功用 辛、苦，温；有毒。归肺经。散风寒，祛风湿，通鼻窍。用于风寒头痛，鼻塞流涕，风疹瘙痒，湿痹拘挛。

验方 ①腹水：苍耳子灰、葶苈末各等份，每次10克，水下，每日2次。②鼻窦炎流涕：苍耳子适量，炒研为末，每白汤点服1次，每次10克。③鼻窦炎引起的头痛：苍耳子15克，炒黄，水煎当茶饮。④顽固性牙痛：苍耳子6克，焙黄去壳，研末，与1个鸡蛋和匀，不放油盐，炒熟食之，每日1次，连服3剂。

快认指南

①一年生草本，高40～100厘米。全株密被白色短毛。茎直立、粗糙，微有棱条，表面青绿色，散布黑褐色斑点，近根部略呈紫色，上部有分枝。②叶互生，具长柄，叶片呈不规则三角形，长6～10厘米，宽5～10厘米，先端尖，基部稍呈心形，边缘3～5浅裂，有不规则粗齿，两面被短毛。③头状花序几无梗，腋生、顶生或聚生；花单性，黄绿色，雌雄同株；雄花序球状，生于枝梢；雌花序在下部；总苞片2～3层，连合成2室的椭圆状总苞体，长约1.5厘米，灰褐色或黄褐色，表面生多数钩刺及短毛，顶端有1～2个刺。④瘦果1～2，内含1粒种子。⑤花期夏、秋两季。

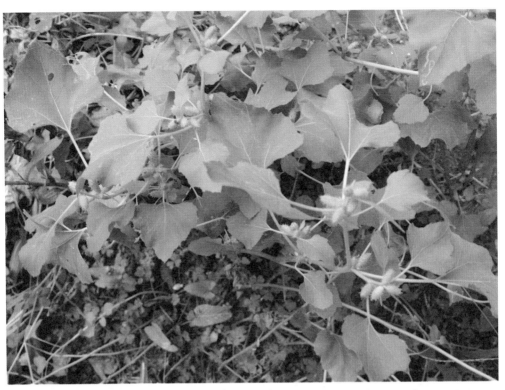

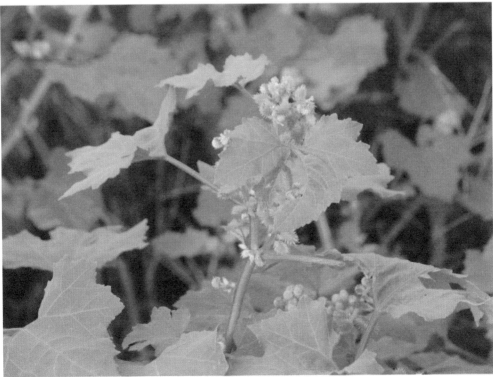

辛夷

别名　房木、木笔花、毛辛夷、姜朴花、紫玉兰。

来源　为木兰科植物望春花 (*Magnolia biondii* Pamp.)、玉兰 (*Magnolia denudata* Desr.) 或武当玉兰 (*Magndia sprengeri* Pamp.) 的干燥花蕾。

生境　生长于较温暖地区。野生较少，主产于河南、安徽、湖北、四川、陕西等地。玉兰多为庭院栽培。

采收　冬末春初花未开放时采收，除去枝梗，阴干。

功用　辛，温。归肺、胃经。散风寒，通鼻窍。用于风寒头痛，鼻塞流涕，鼻窦炎。

验方　①感冒头痛鼻塞：辛夷、白芷、苍耳子各9克，水煎服。
②鼻炎、鼻窦炎：辛夷15克，鸡蛋3个，同煮，吃蛋饮汤。
③鼻塞：辛夷、皂角、石菖蒲各等份，为末，绵裹塞鼻中。
④过敏性鼻炎：辛夷3克，藿香10克，开水冲泡，浸闷5～10分钟，频饮，每日1～2剂。

快认指南

　　望春花：①落叶乔木，干直立，小枝除枝梢外均无毛；芽卵形，密被淡黄色柔毛。②单叶互生，具短柄；叶片长圆状披针形或卵状披针形，长10～18厘米，宽3.5～6.5厘米，先端渐尖，基部圆形或楔形，全缘，两面均无毛，幼时下面脉上有毛。③花先叶开放，单生枝顶，直径6～8厘米，花萼线形，3枚；花瓣匙形，白色，6片，每3片排成1轮；雄蕊多数；心皮多数，分离。④聚合果圆筒形，稍扭曲；种子倒卵形。⑤花期2～3月，果期9月。

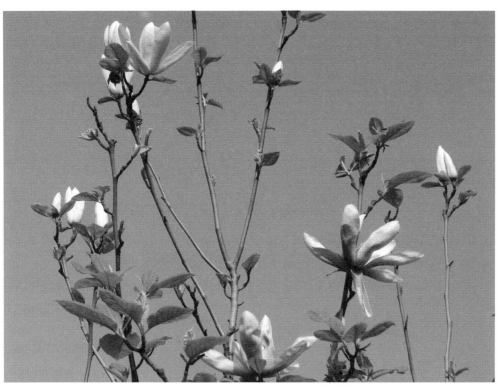

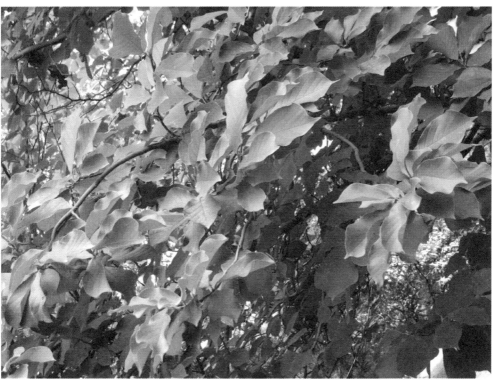

葱 白

别名　葱茎。

来源　为百合科植物葱 (*Allium fistulosum* L.) 近根部的鳞茎。

生境　生长于肥沃的沙质壤土里。全国各地均有出产。

采收　采挖后除去须根和叶，剥去外膜。鲜用。

功用　辛，温。归肺、胃经。辛散温通，能宣通上下，通达表里，外可散风寒发汗以解表，内能散寒凝通阳气以止痛。

验方　①小儿消化不良：生葱1根，生姜25克，同捣碎，加入茴香粉15克，混匀后炒热（以皮肤能忍受为度），用纱布包好敷于脐部，每日1～2次，直到治愈为止。②蛔虫性急腹痛：鲜葱白50克，捣烂取汁，用麻油50克调和，空腹1次服下（小儿酌减），每日2次。③胃痛、胃酸过多、消化不良：大葱头4个，红糖200克，将葱头捣烂，混入红糖，放在盘里用锅蒸熟，每次15克，每日3次。

快认指南

①多年生草本，高可达50厘米，通常簇生。须根丛生，白色，鳞茎圆柱形，先端稍肥大，鳞叶成层，白色，上具白色纵纹。②叶基生，圆柱形，中空，长约45厘米，直径1.5～2厘米，先端尖，绿色，具纵纹；叶鞘浅绿色。③花茎自叶丛抽出，通常单一，中央部膨大，中空，绿色，也有纵纹；伞形花序圆球状；总苞膜质，卵形或卵状披针形；花披针形，白色，外轮3枚，较短小，内轮3枚，较长大，花被片中央有一条纵脉。④蒴果三棱形，种子黑色，三角状半圆形。⑤花期7～9月，果期8～10月。

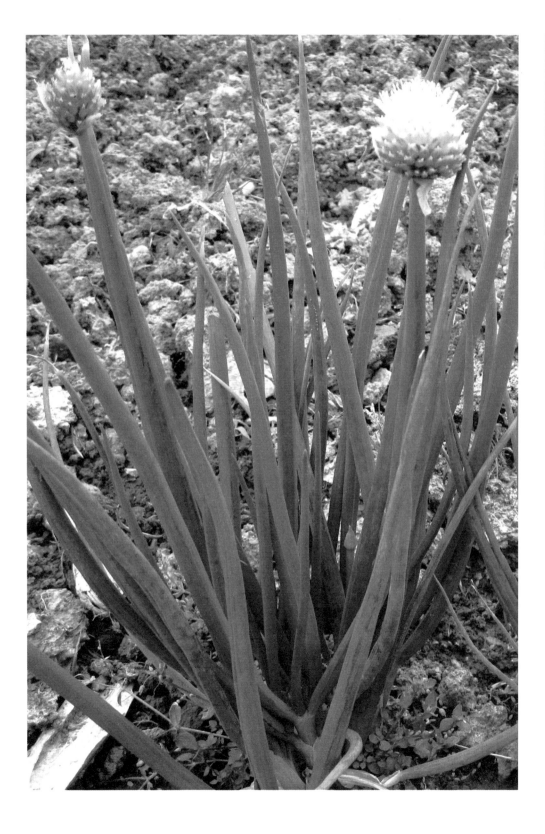

薄　荷

别名　蕃荷菜、仁丹草、南薄荷、土薄荷、猫儿薄荷。

来源　为唇形科植物薄荷 (*Mentha haplocalyx* Briq.) 的干燥地上部分。

生境　生长于河旁、山野湿地。主产于江苏、浙江、湖南等地。

采收　夏、秋两季茎叶茂盛或花开至三轮时，选晴天，分次采割，晒干或阴干。

功用　辛，凉。归肺、肝经。疏散风热，清利头目，利咽，透疹，疏肝行气。用于风热感冒，风温初起，头痛，目赤，喉痹，口疮，风疹，麻疹，胸胁胀闷。

验方　①牙痛、风热肿痛：薄荷、樟脑、花椒各等份，研为细末，搽患处。②小儿感冒：鲜薄荷5克，钩藤、贝母各3克，水煎服。③外感发热、咽痛：薄荷3克，桑叶、菊花各9克，水煎服。④目赤、咽痛：薄荷、桔梗各6克，牛蒡子、板蓝根、菊花各10克，水煎服。⑤鼻出血：鲜薄荷汁滴入或以干薄荷水煮，棉球蘸湿塞鼻。⑥眼睛红肿：薄荷、夏枯草、鱼腥草、菊花各10克，黄连5克，水煎服。

快认指南

①多年生草本，高达80厘米，有清凉浓香。根状茎细长，白色或白绿色。地上茎基部稍倾斜向上直立，四棱形，被逆生的长柔毛，并散生腺鳞。②叶对生，长圆形或长圆状披针形，长3～7厘米，宽1～2.5厘米，先端锐尖，基部楔形，边缘具尖锯齿，两面有疏短毛，下面并有腺鳞。③花小，成腋生轮伞花序；苞片较花梗及萼片稍长，条状披针形；花萼钟状，外被疏短毛，先端5裂，裂片锐尖；花冠二唇形，淡红紫色，长4～5毫米，上唇2浅裂，下唇3裂，长圆形；雄蕊4，近等长，与雌蕊的花柱均伸出花冠之外。④小坚果长圆形，长1毫米，褐色，藏于宿萼内。⑤花期夏季。

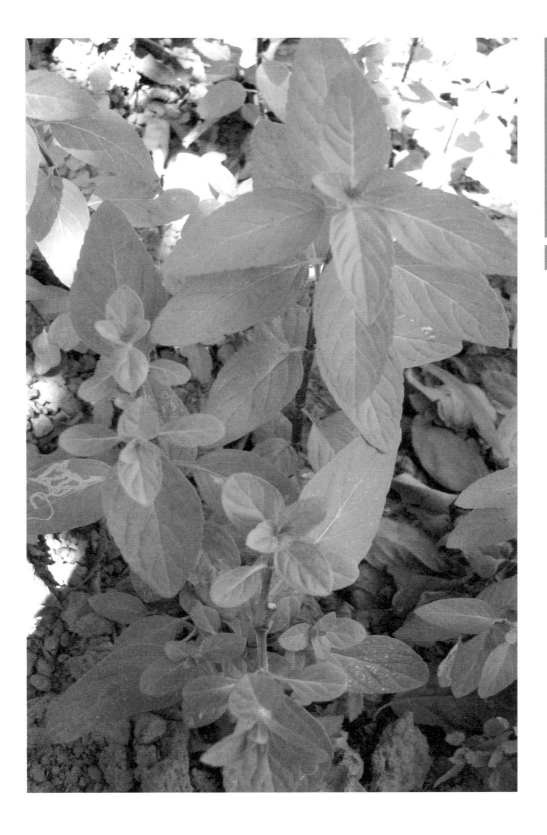

牛蒡子

别名 恶实、牛子、大力子、鼠黏子。

来源 为菊科植物牛蒡 (*Arctium lappa* L.) 的干燥成熟果实。

生境 生长于沟谷林边、荒山草地中；有栽培。主产于吉林、辽宁、黑龙江、浙江等地。

采收 秋季果实成熟时采收果序，晒干，打下果实，除去杂质，再晒干。

功用 辛、苦，寒。归肺、胃经。疏散风热，宣肺透疹，解毒利咽。用于风热感冒，咳嗽痰多，麻疹，风疹，咽喉肿痛，腮腺炎，丹毒，痈肿疮毒。

验方 ①咽喉肿痛：牛蒡子、板蓝根、桔梗、薄荷、甘草各适量，水煎服。②麻疹不透：牛蒡子、葛根各6克，蝉蜕、荆芥各3克，水煎服。③痔疮：牛蒡根、漏芦根各适量，嫩猪大肠煮服。④急性中耳炎：鲜牛蒡根捣烂榨汁滴耳，每日数次。

快认指南

①多年生草本，高1～2米。主根肉质，长30～60厘米。茎直立，多分枝，紫色，有微毛。②基生叶丛生，茎生叶互生，有长柄，向上柄渐短；叶片心状卵形至宽卵形，长40～50厘米，宽30～40厘米，先端圆钝，基部通常为心形，边缘带波状或具细锯齿，下面密被白色绵毛。③头状花序簇生茎顶，略呈伞房状，直径3～4厘米，有梗；总苞球形，密被钩刺状苞片；全为管状花，先端5裂，裂片窄长三角形，聚药雄蕊5个，花药紫色；子房下位，花柱长，柱头线状二歧。④瘦果，长椭圆形或倒卵形，略呈三棱状，具不明显棱线，长5～6毫米，宽约2.5毫米，表面灰褐色，上具斑点；冠毛短刺状，淡黄棕色。⑤花期夏季。

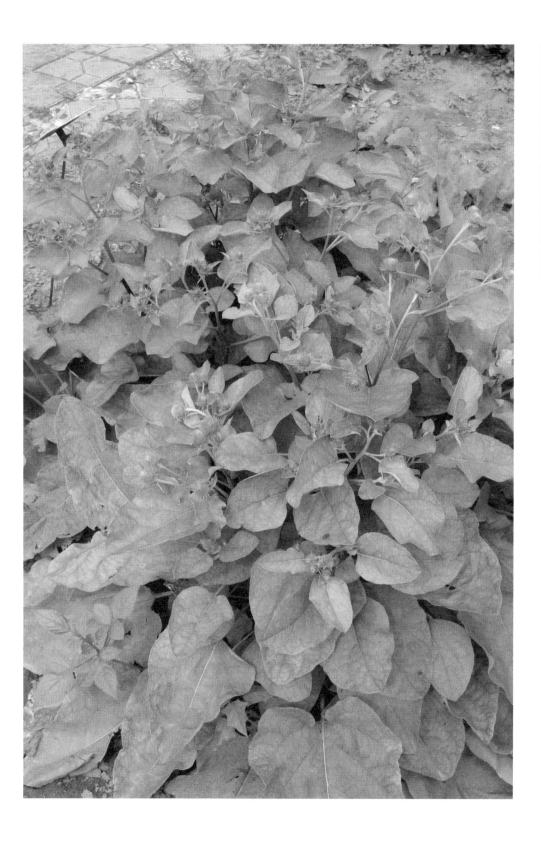

菊花

别名 菊华、真菊、金菊、节花、药菊、金蕊、甘菊。

来源 为菊科植物菊 (*Chrysanthemum morifolium* Ramat.) 的干燥头状花序。

生境 生长于平原、山地。主产于浙江、安徽、河南等地。

采收 9～11月花盛开时分批采收，阴干或焙干，或熏、蒸后晒干。药材按产地和加工方法不同，分为"亳菊""滁菊""贡菊""杭菊"。

功用 甘、苦，微寒。归肺、肝经。散风清热，平肝明目。用于风热感冒，头痛眩晕，目赤肿痛，眼目昏花。

验方 ①感冒发热、头昏、目赤、咽喉不利：菊花6克，薄荷9克，金银花、桑叶各10克，沸水浸泡，代茶饮。②发热、咽干唇燥、咳嗽：菊花10克，桑叶、枇杷叶各5克，研成粗末，用沸水冲泡代茶饮。③轻微腋臭：菊花、辛夷各9克，苞谷粉、冰片各60克，滑石粉30克，研细末，外用涂抹腋臭处。④头晕：菊花1000克，茯苓500克，共捣为细末，每次服用6克，每日3次，温酒调下。

快认指南

①多年生草本，茎直立，具毛，上部多分枝，高60～150厘米。②单叶互生，具叶柄；叶片卵形至卵状披针形，边缘有粗锯齿或深裂成羽状，基部心形，下面有白色茸毛。③花序倒圆锥形，常压扁呈扁形，直径1.5～3厘米。总苞碟状，总苞片3～4层，卵形或椭圆形，黄绿色或淡绿褐色，外被柔毛，边缘膜质；外围舌状花数层，类白色，纵向折缩；中央管状花黄色，顶端5齿裂。④瘦果矩圆形，具4棱，顶端平截，光滑无毛。⑤花期9～11月，果期10～11月。

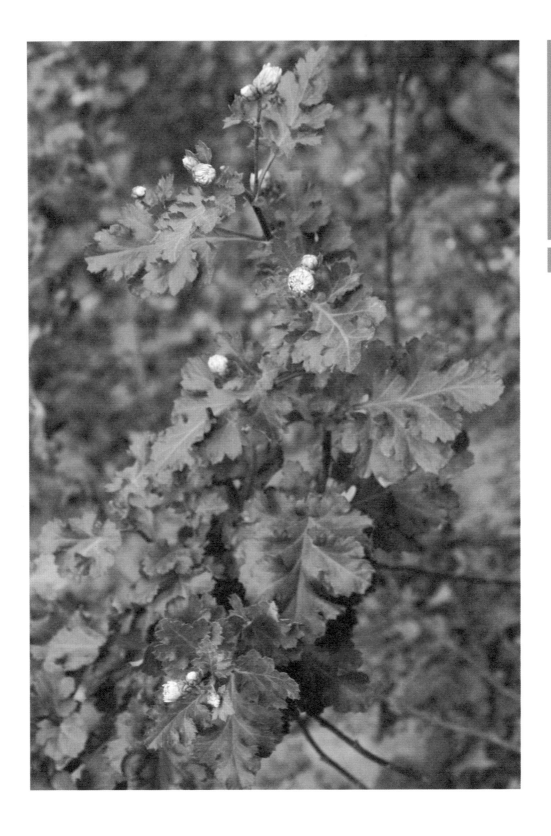

蔓荆子

别名 荆子、荆条子、蔓菁子、白布荆、万荆子。

来源 为马鞭草科植物单叶蔓荆 (*Vitex trifolia* L. var. *simplicifolia* Cham.) 或蔓荆 (*Vitex trifolia* L.) 的干燥成熟果实。

生境 生长于海边、河湖沙滩上。主产于山东、江西、浙江、福建等地。

采收 秋季果实成熟时采收，除去杂质，晒干。

功用 辛、苦，微寒。归膀胱、肝、胃经。疏散风热，清利头目。用于风热感冒头痛，齿龈肿痛，目赤多泪，目暗不明，头晕目眩。

验方 ①风寒侵目，肿痛出泪，涩胀畏光：蔓荆子15克，荆芥、白蒺藜各10克，柴胡、防风各5克，甘草2克，水煎服。②头屑多：蔓荆子、侧柏叶、川芎、桑白皮、细辛、墨旱莲各50克，菊花100克，水煎去渣滓后洗发。③急性虹膜炎：蔓荆子、决明子、菊花各10克，木贼6克，水煎2次，混合后分上、下午服，每日1剂。④急、慢性鼻炎：蔓荆子15克，葱须20克，薄荷6克，加水煎，取汁，代茶饮用，每日1剂。

快认指南

单叶蔓荆：①落叶灌木，高约3米，幼枝方形，密生细柔毛。②叶为3小叶，小叶倒卵形或披针形；叶柄较长。③顶生圆锥花序；花萼钟形；花冠淡紫色。④核果球形，大部分为宿萼包围。⑤花期7月，果期11月。

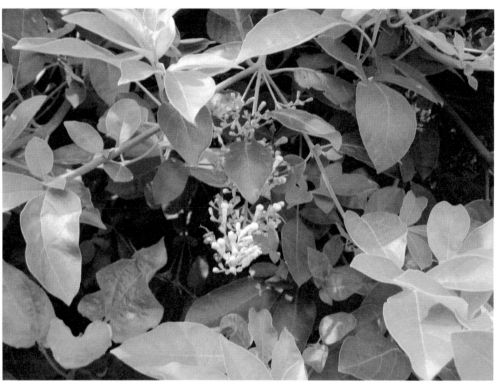

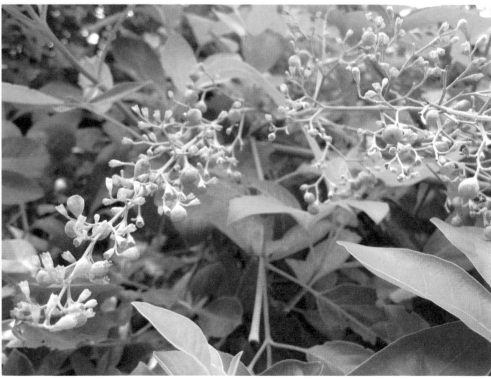

柴 胡

别名 山菜、地薰、茈胡、菇草、柴草。

来源 为伞形科植物柴胡 (*Bupleurum chinense* DC.) 或狭叶柴胡 (*Bupleurum scorzonerifolium* Willd.) 的干燥根。

生境 生长于较干燥的山坡、林中空隙地、草丛、路边、沟边。主产于河北、河南、辽宁、湖北、陕西等地。

采收 春、秋两季采挖，除去茎叶及泥沙，干燥。

功用 辛、苦，微寒。归肝、胆、肺经。疏散退热，疏肝解郁，升举阳气。用于感冒发热，寒热往来，胸胁胀痛，月经不调，子宫脱垂，脱肛。

验方 ①黄疸：柴胡6克，甘草3克，白茅根15克，水煎服。②黄疸型肝炎：柴胡10克，茵陈15克，栀子8克，水煎服。③流行性感冒：柴胡12克，黄芩、半夏各10克，太子参、炙甘草各5克，生姜6克，大枣（去核）3个，板蓝根15克，水煎服，每日1剂。④感冒发热：柴胡、葛根各10克，黄芩8克，石膏15克，水煎服。⑤疟疾寒热往来：柴胡10克，黄芩8克，青蒿15克，水煎服。

快认指南

柴胡：①多年生草本植物。主根圆柱形，有分枝。茎丛生或单生，实心，上部多分枝略呈"之"字形弯曲。②基生叶倒披针形或狭椭圆形，早枯；中部叶倒披针形或宽条状披针形，长3～11厘米，下面具有粉霜。③复伞形花序腋生兼顶生，花鲜黄色。④双悬果椭圆形，棱狭翅状。⑤花期8～9月，果期9～10月。

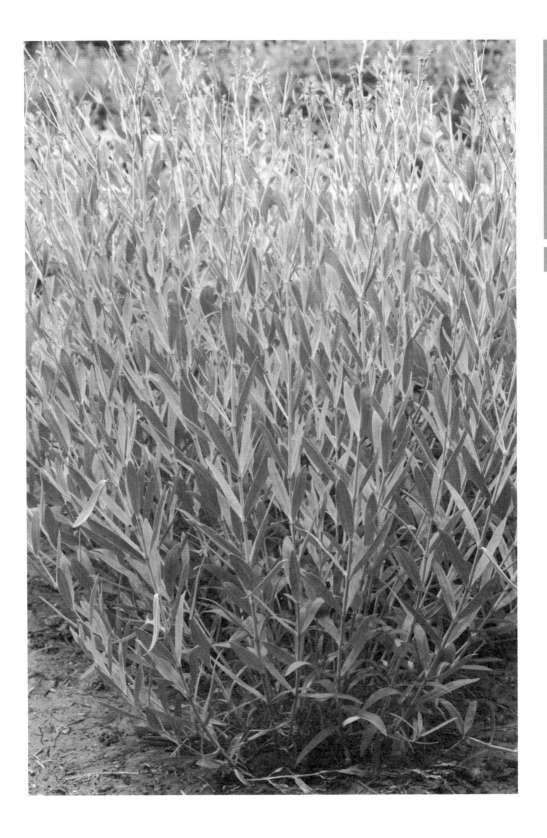

升 麻

别名 周麻、绿升麻、周升麻、鬼脸升麻、鸡骨升麻。

来源 为毛茛科植物大三叶升麻 (*Cimicifuga heracleifolia* Kom.)、兴安升麻 [*Cimicifuga dahurica* (Turcz.) Maxim.] 或升麻 (*Cimicifuga foetida* L.) 的干燥根茎。

生境 生长在山坡、沙地。主产于黑龙江、吉林、辽宁等地。

采收 秋季采挖，除去泥沙，晒至须根干时，燎去或除去须根，晒干。

功用 辛、微甘，微寒。归肺、脾、胃、大肠经。发表透疹，清热解毒，升举阳气。用于风热头痛，齿痛，口疮，咽喉肿痛，麻疹不透，阳毒发斑，脱肛，子宫脱垂。

验方 ①子宫脱垂：升麻、柴胡各10克，黄芪60克，党参12克，山药30克，水煎服，连服1~3个月。②气虚乏力，中气下陷：升麻、人参、柴胡、橘皮、当归、白术各6克，黄芪18克，炙甘草9克，水煎服。③风热头痛，眩晕：升麻、薄荷各6克，白术10克，水煎服。④口疮：升麻6克，黄柏、大青叶各10克，水煎服。⑤牙周炎：升麻10克，黄连、知母各6克，水煎服。

快认指南

　　升麻：①多年生草本。根状茎呈不规则长块状，黑褐色，有洞状茎痕，多须根。茎高1米左右，无毛或疏生柔毛。②下部茎生叶为二或三回三出复叶；叶柄长达17厘米；小叶宽菱形或窄卵形，长5~10厘米，宽3.5~9厘米，边缘有不规则锯齿。③花两性，退化雄蕊顶端微凹或2浅裂，无空花药；子房密生白色短柔毛。④菁葵果长7~8毫米。⑤花期7~8月。

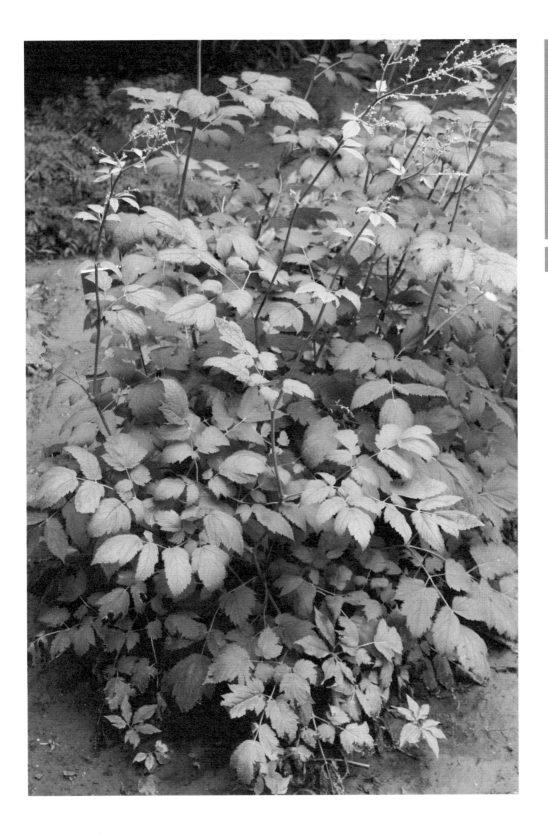

葛根

别名 干葛、粉葛、甘葛、葛麻茹、黄葛根、葛子根。

来源 为豆科植物野葛 [*Pueraria lobata* (Willd.) Ohwi] 或甘葛藤 (*Pueraria thomsonii* Benth.) 的干燥根。

生境 生长于山坡、平原。主产于湖南、浙江、河南、广西、广东、四川、重庆等地。

采收 秋、冬两季采挖，趁鲜切成厚片或小块，干燥。

功用 甘、辛，凉。归脾、胃、肺经。解肌退热，生津止渴，透疹，升阳止泻。用于外感发热头痛，项背强痛，口渴，消渴，麻疹不透，热痢，泄泻，眩晕头痛，中风偏瘫。

验方 ①津伤口渴：葛根粉或葛根适量，煮汤食用，或葛根煮猪排或鸭肉。②酒醉不醒：葛根汁适量，饮之，以酒醒为度。③妊娠热病心烦：葛根汁2升，分作3服。④热痢、泄泻：葛根、马齿苋各15克，黄连6克，黄芩10克，水煎服。⑤脑动脉硬化、缺血性中风、脑出血后遗症：葛根20克，川芎、三七各6克，山楂10克，红花9克，水煎服。⑥麻疹透发不畅：葛根、升麻、芍药各6克，甘草3克，水煎服。

快认指南

野葛：①藤本，全株被黄褐色长毛。块根肥大，富含淀粉，完整的根呈类圆柱形。商品多为槽切或纵切的板片。表面黄色或浅棕色，有时可见残存的淡棕色外皮及横向的皮孔。②羽状三出复叶，互生，中央小叶菱状卵形，长5～19厘米，宽4～18厘米，侧生小叶斜卵形，稍小，基部不对称，先端渐尖，全缘或波状浅裂，下面有粉霜，两面被糙毛，托叶盾状，小托叶针状。③总状花序腋生，花密集，蝶形花冠紫红色或蓝紫色，长约1.5厘米。④荚果条状，扁平，被黄色长硬毛。

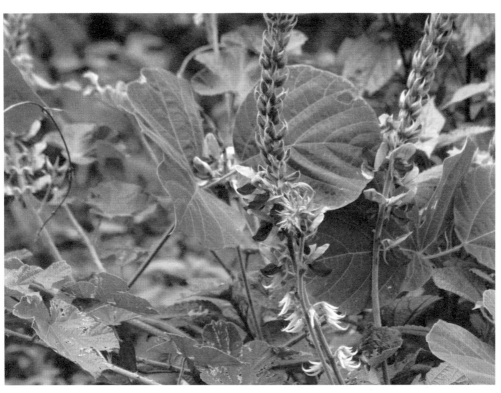

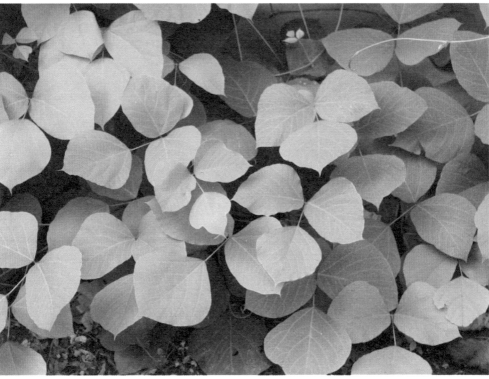

淡豆豉

别名 豆豉、香豉、淡豉、大豆豉。

来源 为豆科植物大豆 [*Glycine max* (L.) Merr.] 的成熟种子的发酵加工品。

生境 生长于肥沃的田野。全国各地广泛栽培。

采收 取桑叶、青蒿各70～100克，加水煎煮，过滤，煎汁拌入1000克净大豆中，待吸尽后，蒸透，取出，稍晾，再置于容器内，用煎过的桑叶、青蒿渣覆盖，闷使之发酵至黄衣上遍时取出，除去药渣，洗净，置容器内再闷15～20日，充分发酵，至香气逸出时取出，略蒸，干燥，即得。

功用 苦、辛，凉。归肺、胃经。解表，除烦，宣发郁热。用于感冒，寒热头痛，烦躁胸闷，虚烦不眠。

验方 ①风寒感冒：淡豆豉10克，葱白5克，生姜3片，水煎服，每日1剂。②感冒初期头痛：淡豆豉20克，生姜6～7片，煮汤1碗，趁热饮之，饮后覆被小睡。

快认指南

①一年生直立草本，高60～180厘米。茎粗壮，密生褐色长硬毛。②叶柄长，密生黄色长硬毛；托叶小，披针形；三出复叶，顶生小叶菱状卵形，长7～13厘米，宽3～6厘米，先端渐尖，基部宽楔形或圆形，两面均有白色长柔毛，侧生小叶较小，斜卵形；叶轴及小叶柄密生黄色长硬毛。③总状花序腋生；苞片及小苞片披针形，有毛；花萼钟状，萼齿5，披针形，下面1齿最长，均密被白色长柔毛；花冠小，白色或淡紫色，较萼稍长；旗瓣先端微凹，翼瓣具1耳，龙骨瓣镰形；雄蕊10，二体；子房线形，被毛。④荚果带状长圆形，略弯，下垂，黄绿色，密生黄色长硬毛。种子2～5颗，黄绿色或黑色，卵形至近球形，长约1厘米。⑤花期6～7月，果期8～10月。

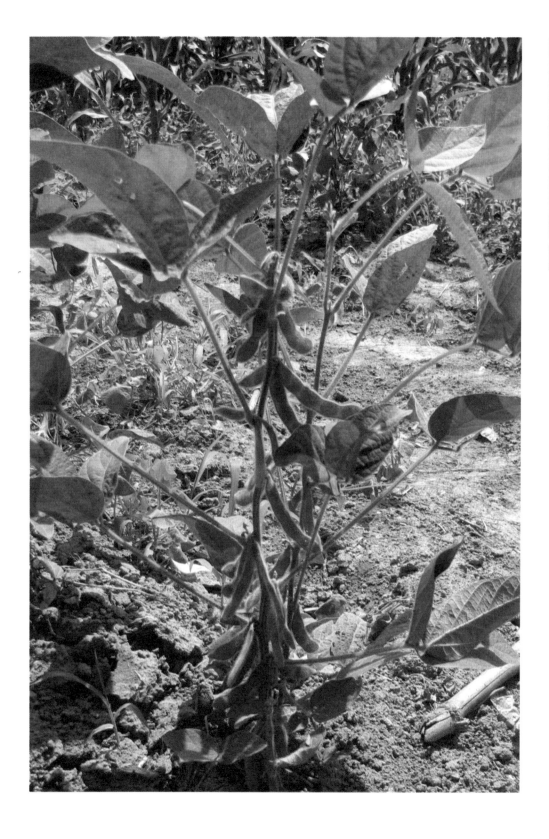

木贼

别名 擦草、锉草、无心草、节骨草、木贼草、节节草。

来源 为木贼科植物木贼 (*Equisetum hiemale* L.) 的干燥地上部分。

生境 生长于河岸湿地、坡林下阴湿处、溪边等阴湿的环境。主产于陕西、吉林、辽宁、湖北、黑龙江等地。以陕西产量大，辽宁品质好。均为野生。

采收 夏、秋两季采割，除去杂质，晒干或阴干。

功用 甘、苦，平。归肺、肝经。疏散风热，明目退翳。用于风热目赤，迎风流泪，目生云翳。

验方 ①肠风下血：木贼（去节，炒）30克，木馒头（炒）、枳壳（制）、槐角（炒）、茯苓、荆芥各15克，上为末，每次6克，浓煎枣汤调下。②翳膜遮睛：木贼6克，蝉蜕、谷精草、黄芩、苍术各9克，蛇蜕、甘草各3克，水煎服。③目昏多泪：木贼、苍术各等份，共为末，温开水调服，每次6克，或为蜜丸服。④胎动不安：木贼（去节）、川芎各等份，为末，每次9克，水1盏，入金银花3克煎服。⑤风热目赤、急性黄疸型肝炎：木贼30克，板蓝根、茵陈各15克，水煎服。

快认指南

①一年或多年生草本蕨类植物，根茎短，棕黑色，葡匐丛生；植株高达100厘米。枝端产生孢子叶球，矩形，顶端尖，形如毛笔头。地上茎单一，多枝不分枝，中空，有纵列的脊，脊上有疣状突起2行，极粗糙。②叶呈鞘状，紧包节上，顶部及基部各有一黑圈，鞘上的齿极易脱落。③孢子囊生长于茎顶，长圆形，无柄，具小尖头。

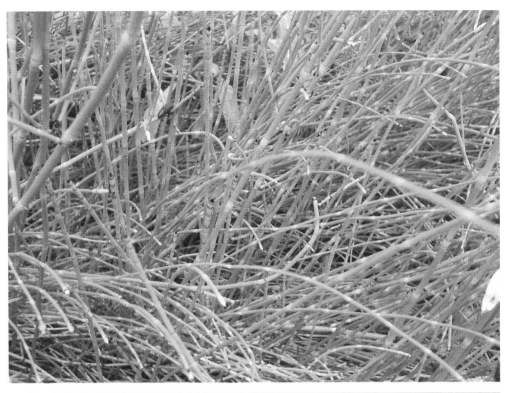

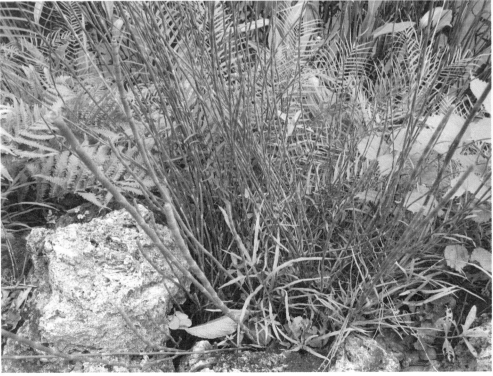

石膏

别名　细石、冰石、软水石、细理石。

来源　为硫酸盐类矿物硬石膏族石膏，主要成分为含水硫酸钙（$CaSO_4 \cdot 2H_2O$）。

生境　主产于湖北、安徽、河南、山东、四川、重庆、湖南、广西、广东、云南、新疆等地。

采收　采挖后，除去泥沙及杂石。

功用　甘、辛，大寒。归肺、胃经。清热泻火，除烦止渴。用于外感热病，高热烦渴，肺热喘咳，胃火亢盛，头痛，牙痛。

验方　①胃火头痛、牙痛、口疮：生石膏15克，升麻12克，水煎服。②热盛喘嗽：石膏100克，炙甘草25克，为末，每次15克，生姜、蜜调下。③痰热而喘：石膏、寒水石等量，为细末，煎人参汤，调下3克，饭后服。④乳腺炎、腮腺炎、淋巴管炎：生石膏30克，新鲜败酱草叶适量，共捣烂，加鸡蛋清调敷患处，每日2次。⑤风湿热（风湿病急性活动期）：生石膏30克，生地黄9~15克，赤芍15克，羌活、黄柏、知母、防己、防风各9克，水煎服。

快认指南

　　本品为纤维状的结晶聚合体，呈长块状或不规则块状，大小不一。全体白色、灰白色或淡黄色，半透明，有的夹有蓝灰色或灰黄色片状杂质。体重、质脆，易纵向断裂，手捻能碎，纵断面具纤维状纹理，并有丝样光泽。硬度1.5~2，相对密度2.3，条痕白色。加热至107℃时，失去部分结晶水，变成熟石膏，为白色不透明块状或粉末。气微，味淡。

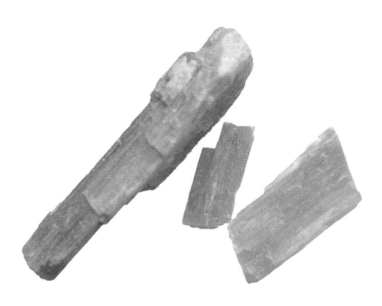

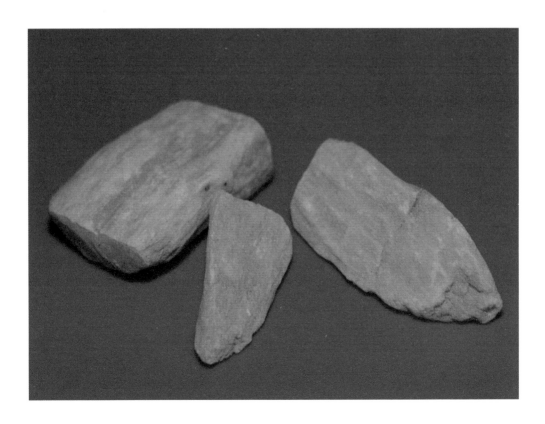

知　母

别名　地参、水须、淮知母、穿地龙。

来源　为百合科植物知母 (*Anemarrhena asphodeloides* Bge.) 的干燥根茎。

生境　生长于山地、干燥丘陵或草原地带。主产于山西、河北、内蒙古等地。

采收　春、秋两季采挖，除去须根及泥沙，晒干，习称"毛知母"，或除去外皮，晒干。

功用　苦、甘，寒。归肺、胃、肾经。清热泻火，滋阴润燥。用于外感热病，高热烦渴，肺热燥咳，骨蒸潮热，内热消渴，肠燥便秘。

验方　①咳嗽（肺热痰黄黏稠）：知母12克，黄芩9克，鱼腥草、瓜蒌各15克，水煎服。②骨蒸潮热、五心烦热：知母、熟地黄各12克，鳖甲、银柴胡各10克，水煎服。③烦渴不止：知母18克，生山药30克，生黄芪15克，生鸡内金6克，葛根5克，五味子、天花粉各9克，水煎服，每日1剂。④前列腺肥大：知母、黄柏、牛膝各20克，丹参30克，大黄15克，益母草50克，水煎服，每日1剂。

快认指南

　　①多年生草本。根状茎肥大，横生，密被许多黄褐色纤维状的残叶基，下面生许多粗长的根。②叶基部丛出，禾叶状，条形，质稍硬，长20～70厘米，宽3～6毫米，无毛。③花葶直立，圆柱状，高50～100厘米，其上生鳞片状小苞片；花常2～3朵丛生，稀疏分布于花葶上部，无梗或有短梗，集成长穗状；花被片白色或淡紫堇色；雄蕊3；子房3。④蒴果长卵形，成熟时上方开裂；种子三棱形，两端尖，黑色。⑤花期夏季。

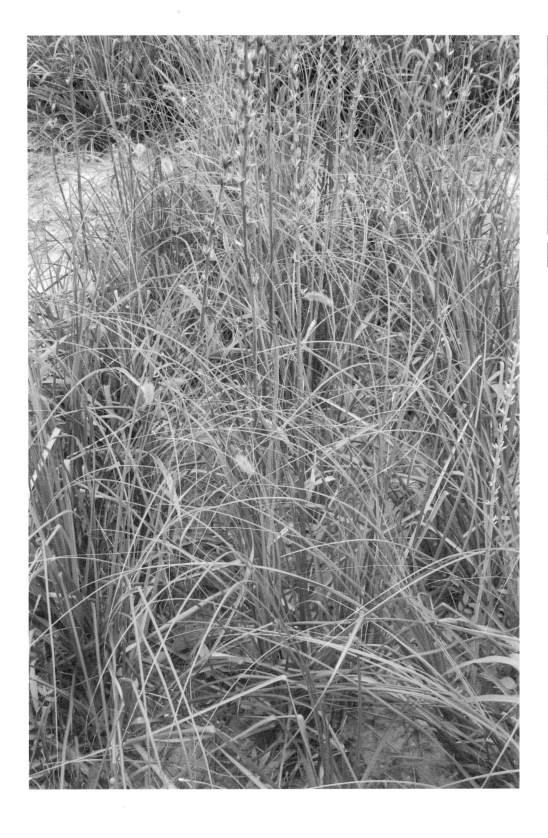

芦根

别名 苇根、芦头、苇子根、甜梗子、芦茅根、芦柴头。

来源 为禾本科植物芦苇 (*Phragmites communis* Trin.) 的新鲜或干燥根茎。

生境 多为野生，生长于池沼地、河溪地、湖边及河流两岸沙地及湿地等处。全国大部分地区均产。

采收 全年均可采挖，除去芽、须根及膜状叶，鲜用或晒干。

功用 甘，寒。归肺、胃经。清热泻火，生津止渴，除烦，止呕，利尿。用于热病烦渴，胃热呕哕，肺热咳嗽，肺痈吐脓，热淋涩痛。

验方 ①肺热咳嗽、痰多黄稠：芦根、瓜蒌各12克，半夏、黄芩各10克，甘草6克，水煎服。②麻疹不透：芦根、柽柳各30克，水煎服。③胃热呕吐：芦根15克，竹茹、葛根各10克，生姜、甘草各3克，水煎服。④胃热呃逆、呕吐：芦根汁、姜汁各适量，口服。⑤肺脓肿，咳嗽胸痛，吐腥臭脓痰：芦根30克，薏苡仁20克，桃仁6克，冬瓜子9克，水煎服。

快认指南

①多年生高大草本，具有匍匐状地下茎，粗壮，横走，节间中空，每节上具芽。茎高2～5米，节下通常具白粉。②叶二列式排列，具叶鞘；叶鞘抱茎，无毛或具细毛；叶灰绿色或蓝绿色，较宽，线状披针形，粗糙，先端渐尖。③圆锥花序大型，顶生，直立，有时稍弯曲，暗紫色或褐紫色，稀淡黄色。④颖果，椭圆形至长圆形，与内外稃分离。⑤花期9～10月。

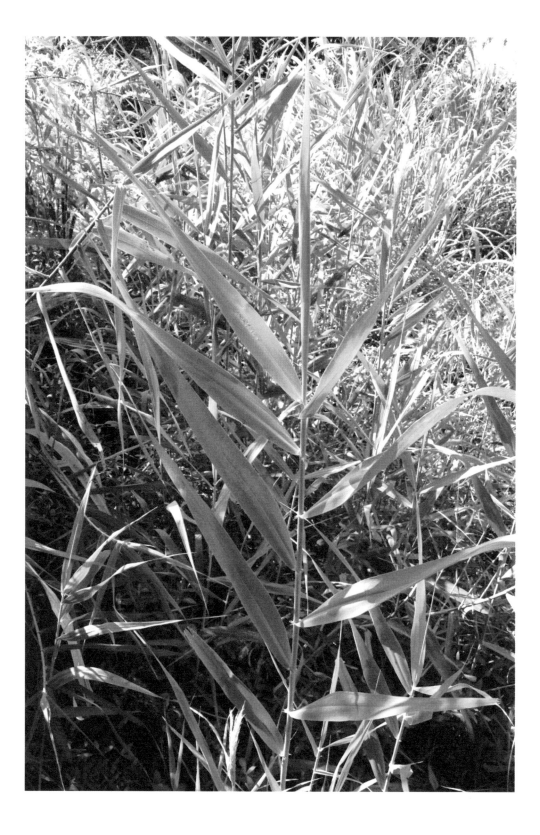

天花粉

别名　蒌根、白药、蒌粉、栝楼根、栝蒌粉、天瓜粉。

来源　为葫芦科植物双边栝楼 (*Trichosanthes rosthornii* Harms) 或栝楼 (*Trichosanthes kirilowii* Maxim.) 的干燥根。

生境　生长于向阳山坡、石缝、山脚、田野草丛中。主产于河南、山东、江苏、安徽等地。

采收　秋、冬两季采挖，洗净，除去外皮，切段或纵剖成瓣，干燥。

功用　甘、微苦，微寒。归肺、胃经。清热泻火，生津止渴，消肿排脓。用于热病烦渴，肺热燥咳，内热消渴，疮疡肿毒。

验方　①肺燥咳嗽、口渴：天花粉、天冬、麦冬、生地黄、白芍、秦艽各等份，水煎服。②胃及十二指肠溃疡：天花粉10克，贝母6克，鸡蛋壳5个，共研粉，每次6克，每日3次。

快认指南

　　栝楼：①多年生草质藤本，长达10米。块根粗长柱状，肥厚，稍扭曲，外皮灰黄色，断面白色，肉质，富含淀粉。茎多分枝，有浅纵沟。②单叶互生，具粗壮长柄；卷须腋生，常有2~3分枝；叶形多变，通常近心形，不裂或掌状3~9浅裂至中裂，裂片常再浅裂或有齿，基部心形，凹入甚深，幼叶被毛，渐脱落，老叶下面具糙点。③白色花，雌雄异株，雄花数朵生于总梗先端，雌花单生，花梗甚长，果时可达11厘米，花萼5裂，裂片条形至条状披针形，花冠管细长，上部5裂，裂片倒三角形，先端细裂呈流苏状，雄花有3雄蕊，成熟时分开，雌花子房下位。④瓠果广椭圆形或近球形，长约10厘米，橙黄色。种子多数，瓜子状，卵形，长约1.5厘米，棕色。⑤花期夏季。

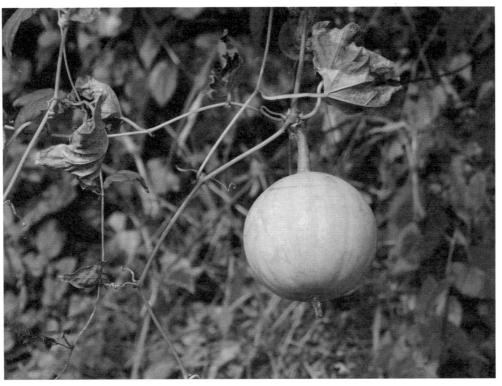

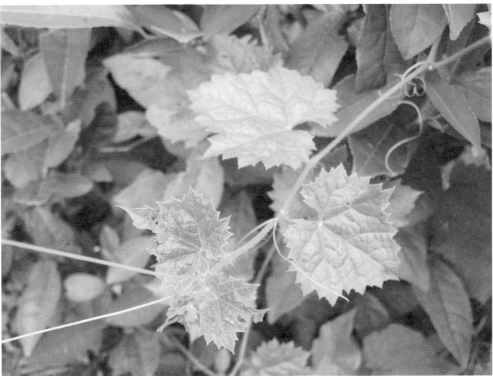

淡竹叶

别名 长竹叶、山鸡米、竹叶麦冬。

来源 为禾本科植物淡竹叶 (*Lophterum gracile* Brongn.) 的干燥茎叶。

生境 生长于林下或沟边阴湿处。主产于浙江、安徽、湖南、四川、重庆、湖北、广东、江西等地。

采收 夏季未抽花穗前采割，晒干。

功用 甘、淡，寒。归心、胃、小肠经。清热泻火，除烦止渴，利尿通淋。用于热病烦渴，小便短赤涩痛，口舌生疮。

验方 ①发热心烦口渴：淡竹叶10~15克，水煎服。②肺炎高热咳嗽：淡竹叶30克，麦冬15克，水煎，冲蜜服，每日2~3次。③尿血（热性疾病引起的）：淡竹叶12克，鲜白茅根30克，仙鹤草15克，水煎服。④风热牙痛、牙龈溃烂：淡竹叶50克，生姜5克，食盐2克，生石膏30克，水煎，药汁频频含咽。⑤脂溢性皮炎：淡竹叶、茵陈、白花蛇舌草各20克，水煎取汁，洗头或涂抹患处，每日1~2次，每日1剂。

快认指南

①多年生直立草本，高达1米。根状茎粗短，坚硬，须根稀疏，其近顶端部分常膨大成纺锤状的块根，秆纤弱，稍木质化。②叶片广披针形，长5~22厘米，宽1~3厘米，先端渐尖或短尖，全缘，基部近圆形或楔形，无柄或有短柄，平行脉多条，并有明显横脉，呈小长方格状；叶鞘边缘光滑或有纤毛；叶舌截形，短小，质硬，有缘毛。③圆锥花序顶生，分枝较少，疏散，斜升或展开；小穗疏远，窄披针形，呈绿色，具粗壮小穗柄，长约1毫米；颖片矩圆形，边缘呈膜质，第一颖短于第二颖；外稃较颖片长，先端具短芒，内稃较外稃短。④颖果纺锤形。⑤花期6~10月。

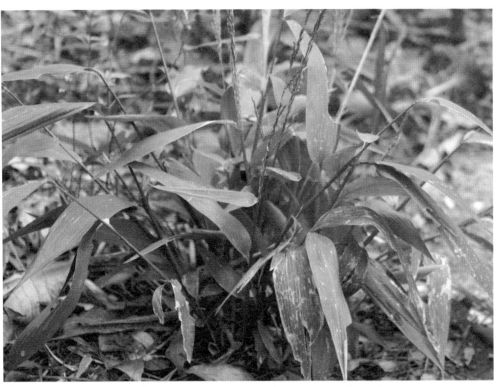

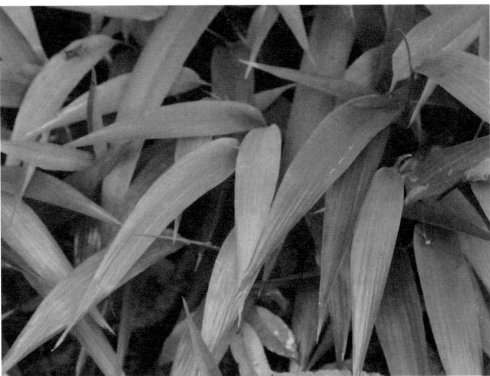

鸭跖草

别名 鸡舌草、竹叶草、鸭脚草、竹节草。

来源 为鸭跖草科植物鸭跖草 (*Commelina communis* L.) 的干燥地上部分。

生境 生长于田野间。全国大部分地区有分布。

采收 夏、秋两季采收，晒干。

功用 甘、淡，寒。归肺、胃、小肠经。清热泻火，解毒，利水消肿。用于感冒发热，热病烦渴，咽喉肿痛，水肿尿少，热淋涩痛，痈肿疔毒。

验方 ①小便不通：鸭跖草、车前草各50克，同捣汁，入蜜少许，空腹服。②感冒：鸭跖草60克，水煎，温服，每日2～3次。③水肿：鸭跖草80克，白茅根30克，鸭肉100克，水煎，喝汤吃鸭肉，每日1次。④急性病毒性肝炎：鸭跖草6克，海金沙根30克，荸荠5个，甘蔗1段，水煎服，每日2次。⑤外伤出血：鲜鸭跖草捣烂，外敷患处。

快认指南

①一年生草本，高30～60厘米。茎圆柱形，肉质，多分枝，下部匍匐状，有明显的节，节上生根，上部近直立，节稍膨大。②叶互生，披针形，长4～9厘米，宽1～1.7厘米，先端渐尖，全缘，边缘有纤毛，基部下延成膜质鞘，鞘口疏生长毛。③花3～4朵，生长于二叉状聚伞花序柄上的佛焰苞内，花深蓝色，形如蝴蝶；佛焰苞心状卵形，褶叠状，稍弯。④蒴果椭圆形，稍扁平。种子4粒，灰褐色有皱纹。⑤花期7～9月。

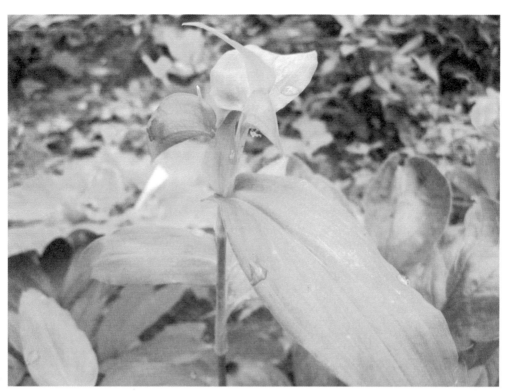

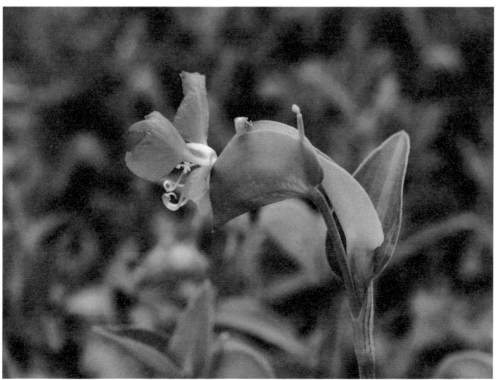

栀 子

别名 木丹、枝子、黄栀子、山栀子。

来源 为茜草科植物栀子 (*Gardenia jasminoides* Ellis) 的干燥成熟果实。

生境 生长于山坡、路旁，南方各地有野生。全国大部分地区有栽培。

采收 9～11月果实成熟呈红黄色时采收，除去果梗及杂质，蒸至上汽或置于沸水中略烫，取出，干燥。

功用 苦，寒。归心、肺、三焦经。泻火除烦，清热利湿，凉血解毒。用于热病心烦，湿热黄疸，淋证涩痛，血热吐衄，目赤肿痛，火毒疮疡；外治扭挫伤痛。

验方 ①尿血尿痛(热性疾病引起的)：生栀子末、滑石各等份，葱汤下。②热毒下血：栀子30枚，水3升，煎取1升，去渣服。③软组织挫伤：栀子粉适量，用食醋或凉茶调成糊状，外涂患处，干后即换。

快认指南

①常绿灌木，高可达2米。根淡黄色。茎多分枝。②叶对生或3叶轮生，披针形，长7～14厘米，革质，光亮；托叶膜质，在叶柄内侧通常2片连合成筒状，包围小枝。③花单生于枝端或叶腋，较大，花萼绿色，圆筒形基部渐窄，先端有数裂片，筒部与裂片近于等长；花冠开放后呈高脚碟状。通常6瓣，有时5或7瓣，栽培者常见重瓣，白色，肉质，有香气；雄蕊6，有时稍多，无花丝，花药条形；子房1，下位，胚珠多数。④蒴果倒卵形或椭圆形，果熟时金黄色或橘红色，长2.5～4.5厘米，有翅状纵棱5～8条，顶端有5～8条窄披针形宿存花萼，长与果体几相等。⑤花期夏初，果期秋季。

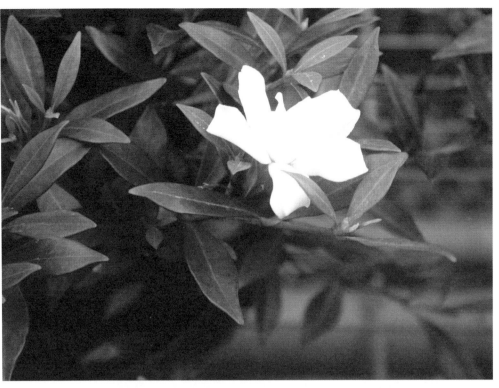

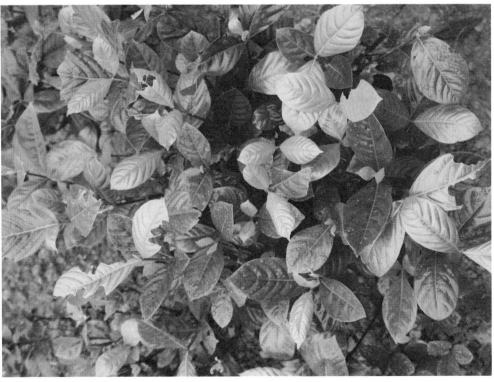

夏枯草

别名 铁色草、春夏草、棒槌草、羊肠菜、夏枯头、白花草。

来源 为唇形科植物夏枯草 (*Prunella vulgaris* L.) 的干燥果穗。

生境 生长于荒地或路旁草丛中。分布于全国各地。

采收 夏季果穗呈棕红色时采收，除去杂质，晒干。

功用 辛、苦，寒。归肝、胆经。清肝泻火，明目，散结消肿。用于目赤肿痛，头痛眩晕，瘰疬，乳腺炎肿痛，甲状腺肿大，淋巴结结核，乳腺增生，高血压。

验方 ①肝虚目痛：夏枯草25克，香附50克，共研为末，每次5克，茶汤调下。②跌打损伤、刀伤：夏枯草适量，捣烂后敷在伤处。③巩膜炎：夏枯草、野菊花各30克，水煎，分2～3次服用。④急性乳腺炎：夏枯草、败酱草各30克，赤芍18克，水煎服，每日2次。⑤急、慢性结膜炎：夏枯草、菊花各18克，栀子15克，蝉蜕9克，甘草6克，水煎服，每日2次。⑥头晕目眩：夏枯草（鲜）100克，冰糖25克，开水冲炖，饭后服。

快认指南

①多年生草本，高约30厘米，全株被白色细毛，有匍匐根状茎。茎多不分枝，四棱形，直立或斜向上，通常带红紫色。②叶对生，茎下部的叶有长柄，上部叶渐无柄；叶片椭圆状披针形或菱状窄卵形，长1.5～4.5厘米，宽0.5～1.4厘米，先端钝头或钝尖，基部楔形，全缘或有疏锯齿，两面均有毛，下面有腺点。③轮伞花序，6花一轮，下被一对宽肾形被硬毛的苞片，多轮密集成顶生穗状花序，长2～5厘米，宽约2厘米，形如棒槌；花序基部有叶状总苞一对；花萼筒状，花冠唇形，紫色或白色；上唇帽状，2裂，下唇半展，3深裂；雄蕊4，伸出花冠外。④小坚果三棱状长椭圆形，褐色。⑤花期春末夏初。夏末全株枯萎，故名夏枯草。

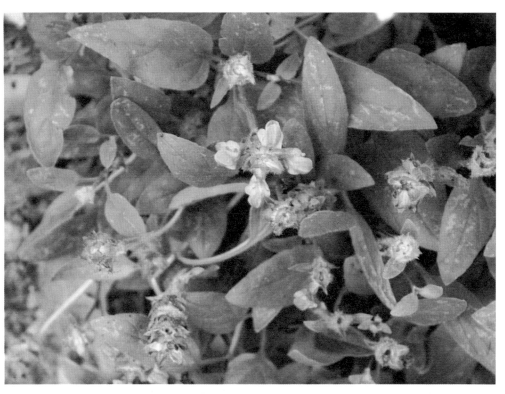

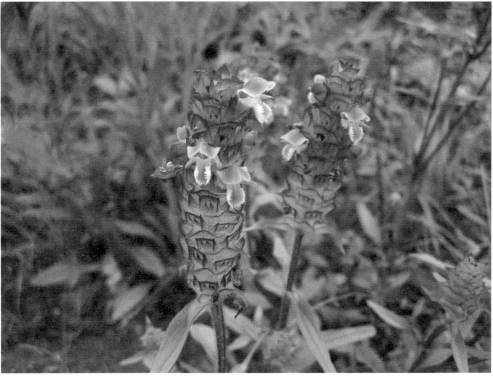

决明子

别名 决明、羊明、草决明、还瞳子、羊角豆、假绿豆。

来源 为豆科植物决明 (*Cassia obtusifolia* L.) 或小决明 (*Cassia tora* L.) 的干燥成熟种子。

生境 生长于村边、路旁和旷野等处。主产于安徽、江苏、浙江、广东、广西、四川等地。

采收 秋季采收成熟果实，晒干，打下种子，除去杂质。

功用 甘、苦、咸，微寒。归肝、大肠经。清热明目，润肠通便。用于目赤涩痛，畏光多泪，头痛眩晕，目暗不明，大便秘结。

验方 ①急性结膜炎：决明子、菊花、蝉蜕、青葙子各15克，水煎服。②夜盲症：决明子、枸杞子各9克，猪肝适量，水煎，食猪肝服汤。③高血压：决明子适量，炒黄捣成粗粉，加糖泡开水服，每次3克，每日3次。或决明子15克，夏枯草9克，水煎服，连服30日。

快认指南

决明：①一年生半灌木状草本，高达2米，通体被有短柔毛。茎基部木质化。②偶数羽状复叶互生，托叶早落，有小叶2～4对，在下面两小叶之间的叶轴上有长形腺体；小叶片倒卵形，长1.5～6.5厘米，宽0.8～3厘米，先端圆形，有小突尖，基部楔形，全缘，幼时两面疏生柔毛，小叶柄短。③花成对腋生，小花梗长10～23毫米；萼片5，分离；花冠鲜黄色，花瓣5，下面2瓣稍长，倒卵状圆形，长约1.2厘米，有短爪；雄蕊10，长短不一，3个不育。④荚果长线形，微弯，质硬，稍四棱形，长15～24厘米，果柄长2～4厘米。种子多数菱状方形，长3～4毫米，浅棕绿色，光亮，两侧面各有一条线形的浅色斜凹纹。⑤花期夏季。

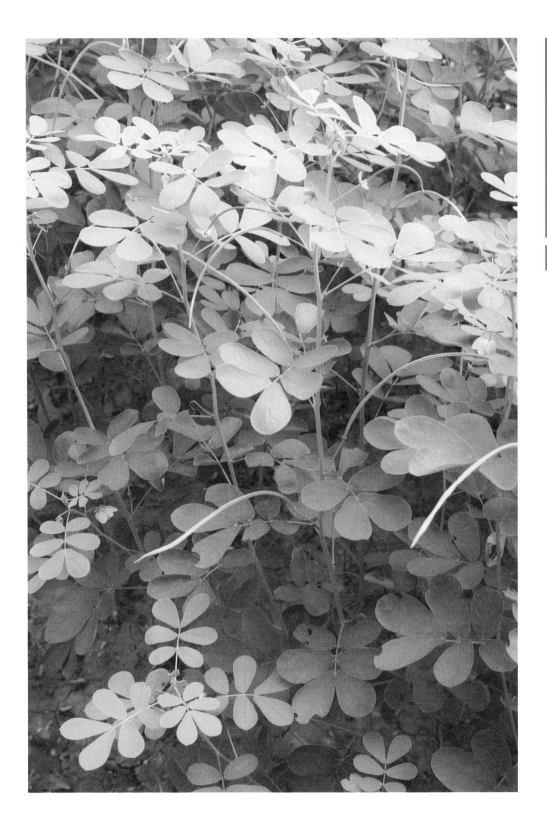

谷精草

别名 天星草、文星草、戴星草、流星草、移星草、谷精子。

来源 为谷精草科植物谷精草（*Eriocaulon buergerianum* Koern.）的干燥带花茎的头状花序。

生境 生长于溪沟、田边阴湿地带。主产于江苏、浙江、湖北等地。

采收 秋季采收，将花序连同花茎拔出，晒干。

功用 辛、甘，平。归肝、肺经。疏散风热，明目退翳。用于风热目赤，肿痛畏光，眼生翳膜，风热头痛。

验方 ①偏正头痛：谷精草适量，研末，加白面糊调匀摊纸上贴痛处，干了再换。②鼻血不止：谷精草为末，每次10克，熟面汤送下。③夜盲症：谷精草、苍术各15克，夜明砂9克，猪肝200克，同煮，空腹食猪肝喝汤。④中心性视网膜脉络膜炎：谷精草、党参（或土党参）、车前子、决明子、甘草各6克，白茅根9克，加水500毫升，煎成100～150毫升，每日1剂，分2次服用，10～15日为1个疗程。停药5～7日，可继续第2个疗程。

快认指南

①一年生草本。须根细软、稠密。无茎。②叶丛生，条状披针形，长8～18厘米，基部最宽可达8毫米，叶片有明显横隔。花葶比叶长，从叶丛中生出，纤细，直立，干后有光泽，具纵棱，稍扭曲，基部有筒状叶鞘，其上部斜裂。③头状花序顶生，近圆球形，径粗在5毫米以内；总苞片圆状倒卵形；小苞片楔形，膜质，长约2.2毫米，背面上部及边缘密生白毛。花单性，生于苞片腋内，雌雄花同生于头状花序之上；雄花少数，生于花序中央，有短花梗，雄蕊6，花药黑色；雌蕊多数，生于花序周围，几无花梗。④蒴果3裂。⑤花期6～8月。

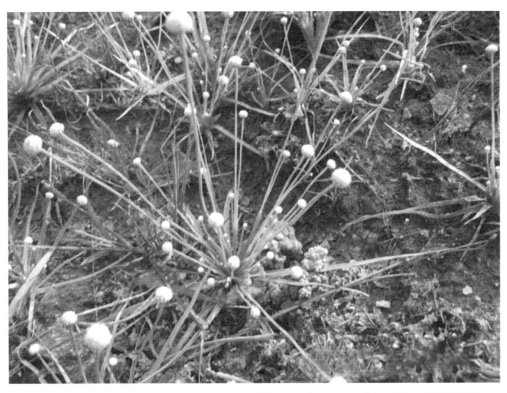

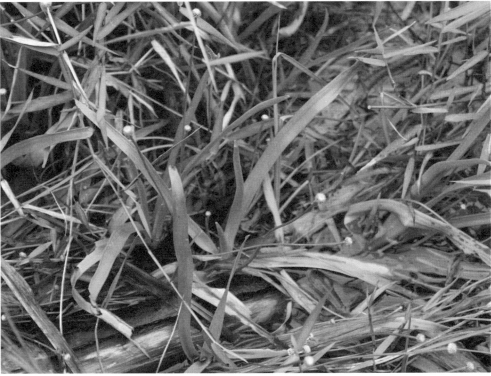

密蒙花

别名 蒙花、蒙花珠、糯米花、老蒙花、水锦花、鸡骨头花。

来源 为马钱科植物密蒙花 (*Buddleja officinalis* Maxim.) 的干燥花蕾及其花序。

生境 生长于山坡、河边、丘陵、村边的灌木丛或草丛中。主产于湖北、四川、陕西、河南、云南等地。

采收 春季花未开放时采收，除去杂质，干燥。

功用 甘，微寒。归肝经。清热泻火，养肝明目，退翳。用于目赤肿痛，多泪畏光，眼生翳膜，肝虚目暗，视物昏花。

验方 ①眼翳障：密蒙花、黄柏根（洗锉）各50克，上二味捣为末，炼蜜为丸，如梧桐子大，每次10～15丸，睡前服。②眼底出血：密蒙花、菊花各10克，红花3克，开水冲泡，加冰糖适量，代茶饮。③角膜薄翳：密蒙花、石决明（先煎）各9克，菊花、木贼、蒺藜各8克，水煎服。

快认指南

①灌木，高约3米，最高可达6米以上。小枝梢披散，微具四棱，枝及叶柄、叶背、花序等均密被白色星状毛及茸毛，茎上的毛渐次脱落。②单叶对生，具柄；叶片宽披针形，长5～12厘米，宽1～4.5厘米，先端渐尖，基部楔形，全缘或有不明显的疏生小锯齿。③花冠淡紫色，略带黄色，芳香，大圆锥花序由聚伞花序组成，顶生及腋生；总苞及萼筒、花冠密被灰白色茸毛；萼钟状，4裂；花冠管上端缢缩，亦4裂，平展；雄蕊4，近无花丝，插生花冠管中部；子房上位，2室，被毛，有花柱，柱头膨大，长卵形。④蒴果基部具宿存的花萼和花冠；种子细小。⑤花期初夏。

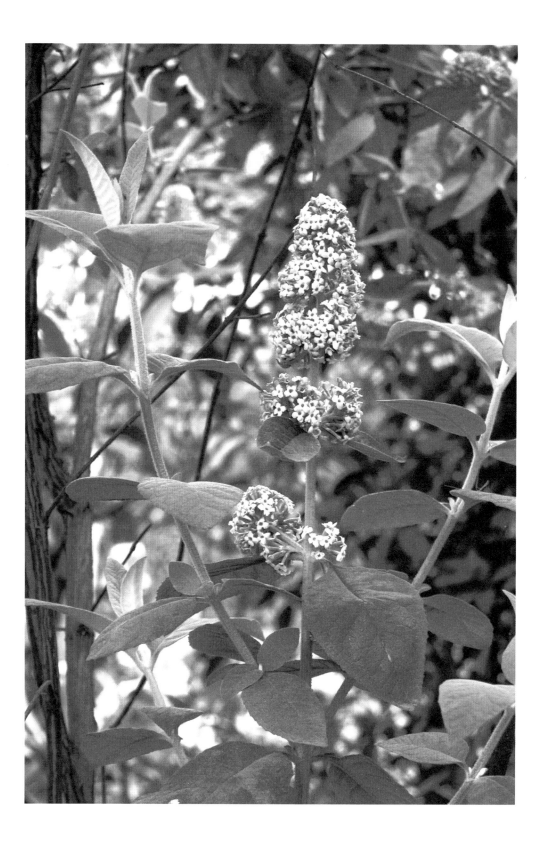

青葙子

别名　草决明、狗尾巴子、牛尾花子、野鸡冠花子。

来源　为苋科植物青葙 (*Celosia argentea* L.) 的干燥成熟种子。

生境　生长于平原或山坡。全国大部分地区均有栽培。

采收　秋季果实成熟时采割植株或摘取果穗，晒干，收集种子，除去杂质。

功用　苦，微寒。归肝经。清肝泻火，明目退翳。用于肝热目赤，目生翳膜，视物昏花，肝火眩晕。

验方　①慢性葡萄膜炎：青葙子、白扁豆各15克，玄明粉（冲）4.5克，酸枣仁、茯苓各12克，密蒙花、决明子各9克，水煎服。②急性结膜炎：青葙子、黄芩、龙胆草各9克，菊花12克，生地黄15克，水煎服。③夜盲症：青葙子10克，乌枣30克，水煎服，饭前服用。④高血压：青葙子、夏枯草、菊花、决明子各9克，石决明12克，水煎服。⑤红眼病：青葙子、金银花、黄芩、菊花、牡丹皮各15克，生地黄20克，防风、薄荷各12克，夏枯草、赤芍各18克，红花10克，甘草3克，随症加减，每日1剂，不拘时服，当茶饮。

快认指南

①一年生草本，高达1米。茎直立，绿色或带红紫色，有纵条纹。②叶互生，披针形或椭圆状披针形。③穗状花序顶生或腋生；苞片、小苞片和花被片干膜质，淡红色，后变白色。④胞果卵形，盖裂。种子扁圆形，黑色，有光泽。⑤花期5～8月，果期6～10月。

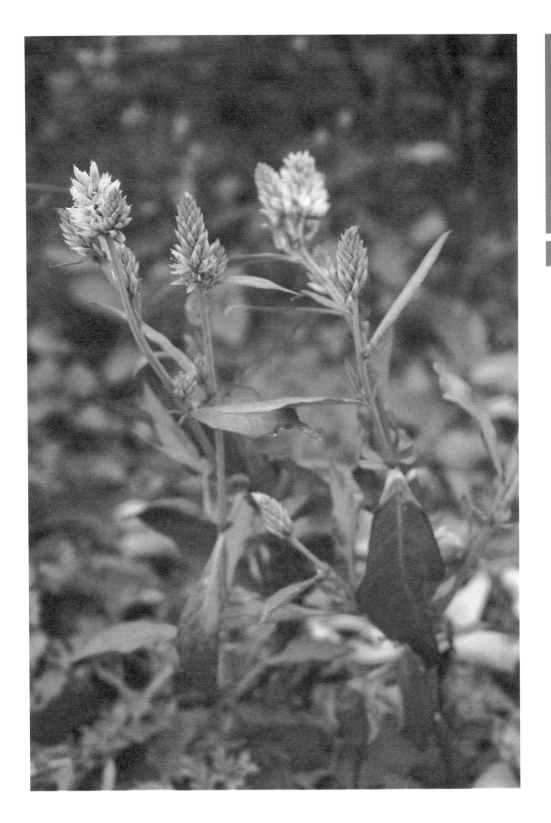

黄芩

别名 腐肠、子芩、宿肠、条芩、土金茶根、黄金茶根。

来源 为唇形科植物黄芩 (*Scutellaria baicalensis* Georgi) 的干燥根。

产地 生长于山顶、林缘、路旁、山坡等向阳较干燥的地方。主产于河北、山西、内蒙古等地。以河北承德所产质量最佳。

采收 春、秋两季采挖，除去须根及泥沙，晒后撞去粗皮，晒干。

功用 苦，寒。归肺、胆、脾、大肠、小肠经。清热燥湿，泻火解毒，止血，安胎。用于湿温、暑温，胸闷呕恶，湿热痞满，泻痢，黄疸，肺热咳嗽，高热烦渴，血热吐衄，痈肿疮毒，胎动不安。

验方 ①泄泻热痢：黄芩、白芍、葛根各10克，白头翁15克，水煎服。②偏正头痛：黄芩片适量，酒浸透，晒干为末，每次3克，茶、酒下。③慢性气管炎：黄芩、葶苈子各等份，共为细末，糖衣为片，每片含生药0.8克，每次5片，每日3次。④胎热胎动不安：黄芩10克，生地黄、竹茹各15克，水煎服。⑤尿路感染、血尿：黄芩24克，水煎，分3次服用。⑥孕妇有热，胎动不安：黄芩、白术、芍药、当归各9克，水煎服。

快认指南

①多年生草本，茎高20~60厘米，四棱形，多分枝。②叶披针形，对生，茎上部叶略小，全缘，上面深绿色，无毛或疏被短毛，下面有散在的暗腺点。③圆锥花序顶生。花蓝紫色，二唇形，常偏向一侧。④小坚果，黑色。⑤花期7~8月，果期8~9月。

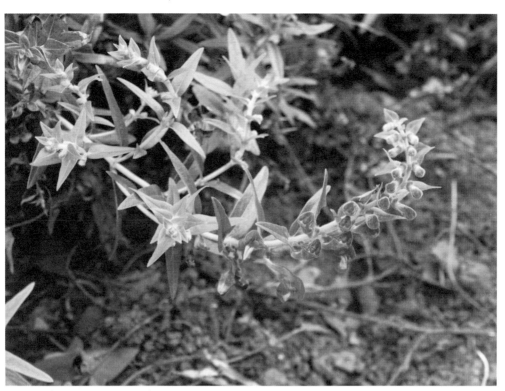

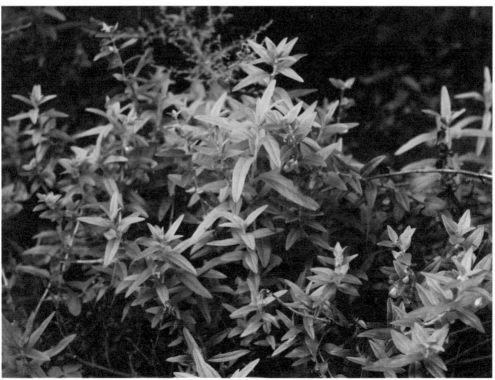

黄 连

别名 味连、王连、雅连、支连、云连、川连。

来源 为毛茛科植物黄连 (*Coptis chinensis* Franch.) 、三角叶黄连 (*Coptis deltoidea* C.Y. Cheng et Hsiao) 或云连 (*Coptis teeta* Wall.) 的干燥根茎。

生境 生长于海拔1000～1900米的山谷、凉湿荫蔽密林中，也有栽培品。主产于四川、湖北、山西、甘肃等地。

采收 秋季采挖，除去须根及泥沙，干燥，撞去残留须根。

功用 苦，寒。归心、脾、胃、肝、胆、大肠经。清热燥湿，泻火解毒。用于湿热痞满，呕吐吞酸，泻痢，黄疸，高热神昏，心火亢盛，心烦不寐，血热吐衄，目赤，牙痛，消渴，痈肿疔疮；外治湿疹，湿疮，耳道流脓。

验方 黄疸：黄连5克，茵陈15克，栀子10克，水煎服。

快认指南

黄连：①多年生草本，高20～50厘米。根状茎细长柱状，常有数个粗细相等的分枝成簇生长，形如鸡爪，节多而密，生有极多须根，有时两节之间伸长成较细而光滑无根的杆状部分，栽培上俗称"跳杆""过桥"或"过江枝"，外皮棕褐色，折断面皮部红棕色，木部金黄色，味极苦。②叶片坚纸质，三角卵形，长3～8厘米，宽2.6～7厘米，3全裂，中央全裂片有小叶柄，裂片菱状窄卵形，羽状深裂，边缘有锐锯齿，两侧全裂片无柄，不等的二深裂。③白绿色小花，花葶1～2条，高12～25厘米；顶生聚伞花序有3～8朵花；苞片披针形，羽状深裂，中央裂片羽状深裂；萼片5，窄卵形，长9～12毫米；花瓣小，倒披针形，长5～7毫米，中央有蜜槽；雄蕊多数，长3～6毫米；心皮8～12，有柄。④蓇葖果长6～8毫米，有细长子房柄，8～12个集生于增长的小花梗上。⑤花期春季。

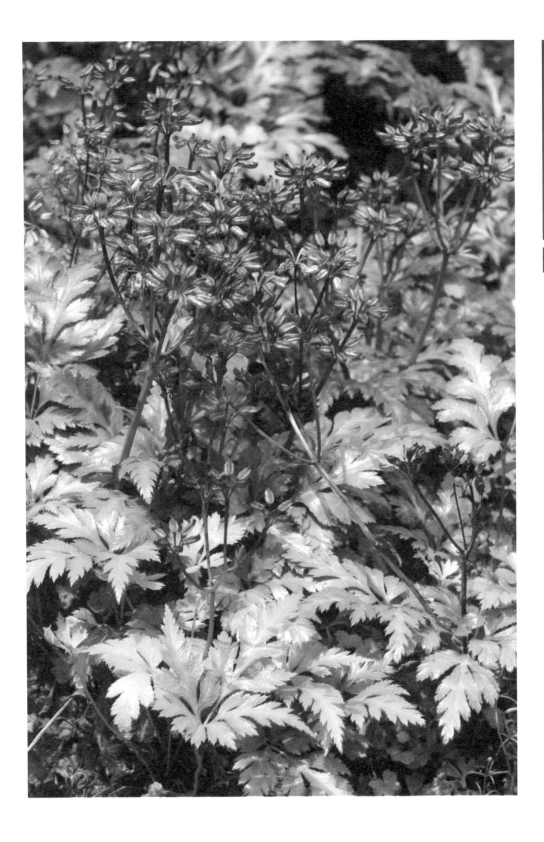

黄　柏

别名　黄檗、元柏、檗木。

来源　为芸香科植物黄皮树 (*Phellodendron chinense* Schneid.) 的干燥树皮。

生境　生长于沟边、路旁，土壤比较肥沃的潮湿地。主产于四川、湖北、贵州、云南、江西、浙江等地。

采收　剥取树皮后，除去粗皮，晒干。

功用　苦，寒。归肾、膀胱经。清热燥湿，泻火除蒸，解毒疗疮。用于湿热泻痢，黄疸尿赤，带下阴痒，热淋涩痛，脚气痿躄，骨蒸劳热，盗汗，遗精，疮疡肿毒，湿疹瘙痒。盐黄柏滋阴降火。用于阴虚火旺，盗汗骨蒸。

验方　①脓疱疮：黄柏、煅石膏各30克，枯矾12克，共研细粉，茶油调涂患处，每日1～2次。②糖尿病：黄柏500克，水1升，煮三五沸，渴即饮之。③新生儿脐炎：黄柏5克，煅石膏1克，枯矾1克，共研极细末，涂患处，每日2～3次。④下肢足膝肿痛：黄柏、苍术、牛膝各12克，水煎服。⑤烧烫伤：黄柏、白及、地榆各等份，焙干研粉，香油（麻油）调成稀糊状，外敷伤处。

快认指南

　　①落叶乔木，高10～15米。树皮无加厚的木栓层。②小叶7～15片，长圆状披针形至长圆状卵形，上面仅中脉被毛，下面被长柔毛。③黄绿色花，花单性，雌雄异株；花序圆锥状；花小，直径约4毫米，萼片5，卵形，先端急尖；花瓣5，长圆形；雄花有雄蕊5，伸出花瓣外；雌花退化雄蕊呈鳞片状，雌蕊1，子房倒卵形，5室，花柱短，柱头5裂。④浆果状核果圆球形，熟时紫黑色。⑤花期夏季。

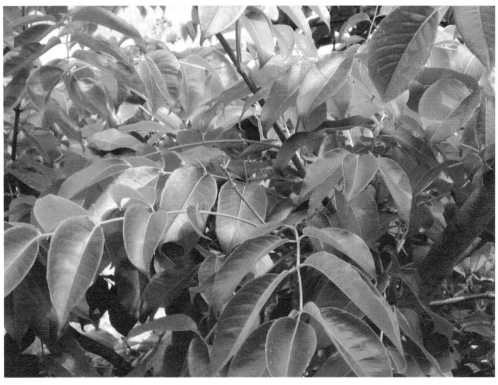

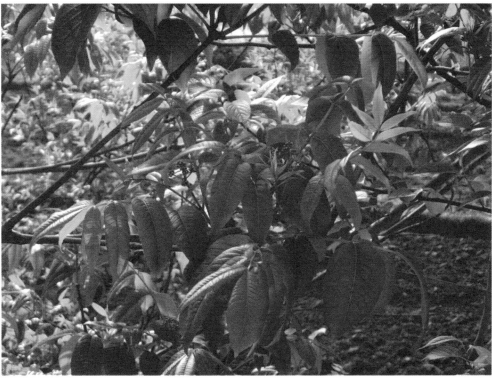

龙 胆

别名 胆草、草龙胆、水龙胆、龙胆草、山龙胆、龙须草。

来源 为龙胆科植物龙胆 (*Gentiana scabra* Bge.)、条叶龙胆 (*Gentiana manshurica* Kitag.)、三花龙胆 (*Gentiana triflora* pall.) 或坚龙胆 (*Gentiana rigescens* Franch.) 的干燥根及根茎。

生境 生长于山坡草地、河滩灌木丛中、路边以及林下草甸。主产于东北。

采收 春、秋两季采挖，洗净，干燥。

功用 苦，寒。归肝、胆经。清热燥湿，泻肝胆火。用于湿热黄疸，阴肿阴痒，带下，湿疹瘙痒，肝火目赤，耳鸣耳聋，胁痛口苦，强中，惊风抽搐。

验方 ①皮肤刀伤肿痛：龙胆适量，加茶油，捶烂，贴患处。②带状疱疹：龙胆30克，丹参15克，川芎10克，水煎服。③腮腺炎：龙胆、鸭舌草各适量，加红糖共捶烂，贴患处。④滴虫性阴道炎：龙胆、苦参各15克，百部、枯矾、黄柏、川椒各10克，水煎，热熏。

快认指南

龙胆：①多年生草本，高30～60厘米；黄白色，绳索状，长20厘米以上。茎直立，粗壮，常带紫褐色，粗糙。②叶对生，卵形或卵状披针形，长3～7厘米，宽1～2厘米，有3～5条脉，急尖或渐尖，无柄，边缘及下面主脉粗糙。③花簇生茎端或叶腋；苞片披针形，与花萼近等长；花萼钟状，长2.5～3厘米，裂片条状披针形，与萼筒近等长；花冠筒状钟形，蓝紫色，长4～5厘米，裂片卵形，尖，褶三角形，稀二齿裂；雄蕊5，花丝基部有宽翅；花柱短，柱头2裂。④蒴果矩圆形，有柄。种子条形，边缘有翅。⑤花期9～10月，果期10月。

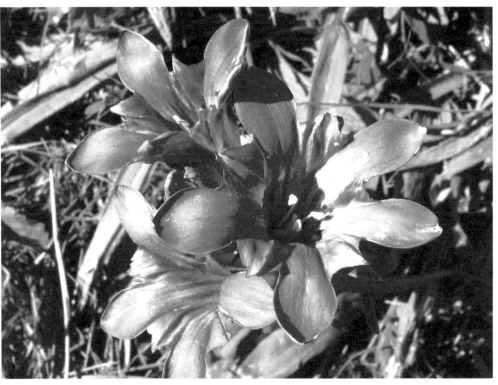

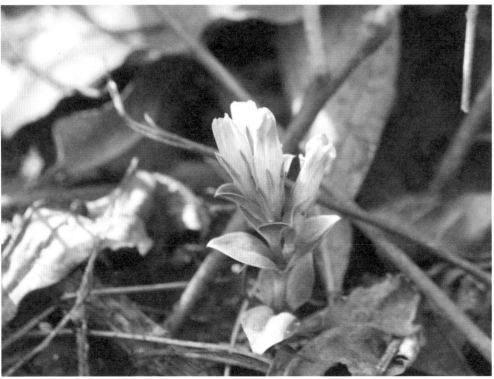

秦 皮

别名 秦白皮、鸡糠树、青榔木、白荆树。

来源 为木犀科植物白蜡树 (*Fraxinus chinensis* Roxb.) 苦枥白蜡树 (*Fraxinus rhynchophylla* Hance)、尖叶白蜡树 (*Fraxinus szaboana* Lingelsh.) 或宿柱白蜡树 (*Fraxinus stylosa* Lingelsh.) 的干燥枝皮或干皮。

生境 生长于山沟、山坡及丛林中。主产于陕西、四川、宁夏、云南、贵州、河北等地。

采收 春、秋两季剥取，晒干。

功用 苦、涩，寒。归肝、胆、大肠经。清热燥湿，收涩止痢，止带，明目。用于热痢泄泻，赤白带下，目赤肿痛，目生翳膜。

验方 ①腹泻：秦皮15克，水煎加糖，分服。②睑腺炎，大便干燥：秦皮15克，大黄10克，水煎服。孕妇忌服。③小儿惊痫发热：秦皮、茯苓各5克，甘草2克，灯心草20根，水煎服。④阴道炎：秦皮12克，乌梅30克，加水煎煮，去渣取汁，临用时加白糖，每日2次，空腹食用。⑤痢疾：秦皮、委陵菜、黄柏各9克，水煎服。⑥慢性气管炎：秦皮制成浸膏片，每片含浸膏0.3克，每次2片，每日3次，10日为1个疗程。

快认指南

　　白蜡树：①乔木，高10米左右。②叶对生，奇数羽状复叶，小叶5～9枚，以7枚为多数，椭圆形或椭圆状卵形，顶端渐尖或钝。③圆锥花序顶生或腋生于枝梢，雄花与两性花异株。

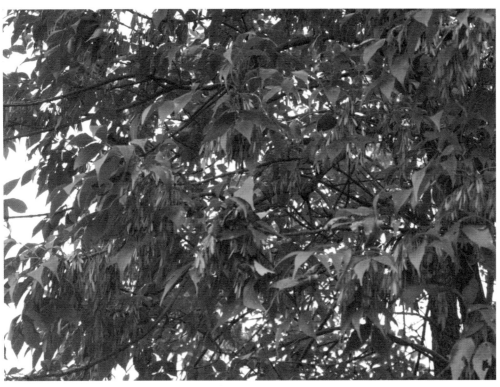

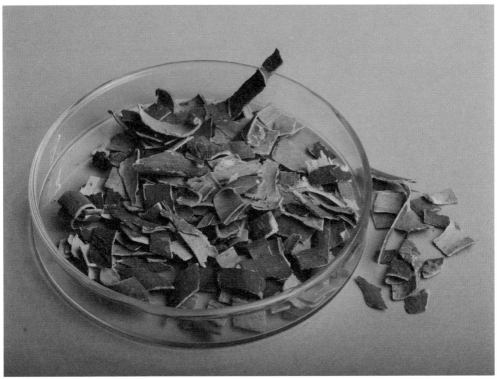

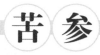

苦 参

别名 苦骨、川参、地参、牛参、地骨、凤凰爪、山槐根。

来源 为豆科植物苦参 (*Sophora flavescens* Ait.) 的干燥根。

生境 生长于沙地或向阳山坡草丛中及溪沟边。分布于全国各地。

采收 春、秋两季采挖，除去根头及小支根，洗净，干燥，或趁鲜切片，干燥。

功用 苦，寒。归心、肝、胃、大肠、膀胱经。清热燥湿，杀虫，利尿。用于热痢，便血，黄疸尿闭，赤白带下，阴肿阴痒，湿疹，湿疮，皮肤瘙痒，疥癣麻风；外治滴虫性阴道炎。

验方 ①心悸：苦参20克，水煎服。②婴儿湿疹：先将苦参30克浓煎取汁，去渣，再将打散的1个鸡蛋及红糖30克同时加入，煮熟即可，饮汤，每日1次，连用6日。③阴道滴虫：苦参、黄柏、木槿皮各250克，枯矾21.5克，共研细粉，每50克药粉加凡士林100克，蛇床子油适量，调成软膏，每次用1～2克，纱布包扎塞阴道，每日2次，连用15日。

快认指南

①灌木，高1～3米。根圆柱形，外面浅棕黄色。茎直立，多分枝，有不规则的纵沟，幼枝被疏毛。②奇数羽状复叶，互生，长达25厘米，小叶11～29，叶柄基部有条形托叶；小叶片卵状椭圆形，长3～4厘米，宽1～2厘米，先端稍尖或微钝，基部宽楔形，全缘，下面白绿色，密生平贴柔毛。③顶生总状花序，长约18厘米，约有花30朵；花萼钟状，长6～7毫米，有毛或近无毛；蝶形花冠淡黄色，长约1.5厘米，旗瓣匙形，翼瓣无耳；二体雄蕊。④荚果条形，长5～12厘米，先端具长喙，节间紧缩不甚规则。种子3～7，近球形，棕褐色。⑤花期夏季。

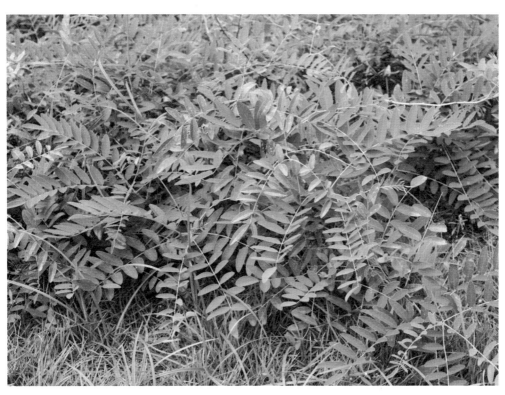

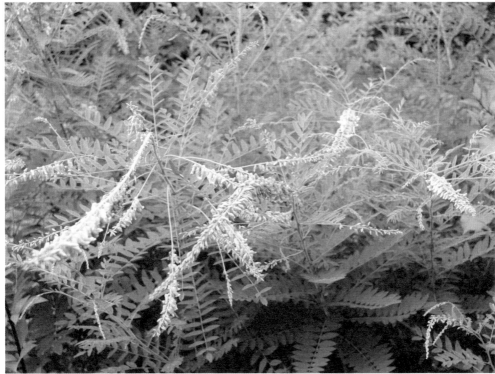

白鲜皮

别名 藓皮、臭根皮、北鲜皮、白膻皮。

来源 为芸香科植物白鲜（*Dictamnus dasycarpus* Turcz.）的干燥根皮。

生境 生长于土坡、灌木丛中、森林下及山坡阳坡。主产于辽宁、河北、山东、江苏等地。均为野生。

采收 春、秋两季采挖根部，除去泥沙及粗皮，剥取根皮，干燥。

功用 苦，寒。归脾、胃、膀胱经。清热燥湿，祛风解毒。用于湿热疮毒，黄水淋漓，湿疹，风疹，疥癣疮癞，风湿热痹，黄疸尿赤。

验方 ①慢性湿疹：白鲜皮、防风各9克，当归、薄荷、甘草各6克，沙苑子12克，水煎服。②疥癣、慢性湿疹：白鲜皮、地肤子、苦参、蛇床子各10克，水煎熏洗患处。③湿热黄疸：白鲜皮、茵陈各9克，水煎服。④脚癣、湿疹、疥癣：白鲜皮50克，鲜木槿皮150克，加95％乙醇1000毫升浸泡数日即得，每日外涂患处数次。

快认指南

①多年生宿根草本，高可达1米，全株有强烈的香气。根斜出，肉质，淡黄白色，幼嫩部分密被白色的长毛并着生水泡状凸起的腺点。茎下部木质化，上部多分枝。②奇数羽状复叶互生，有柄；小叶5～13，对生，纸质，无柄；卵形、卵状披针形或长圆状披针形，长3～9厘米，宽1.5～3厘米，先端渐尖或锐尖，基部宽楔形，稍不对称，边缘有锯齿，沿脉被毛；叶柄及叶轴两旁有窄翅。③白色或淡紫色花，总状花序顶生，密生细柔毛及凸起的油腺。萼片5，宿存；花瓣5，长约2厘米，稍不整齐；雄蕊10，花丝细长，伸出花瓣之外。④蒴果5裂，裂瓣先端成锐尖的喙，表面密被棕黑色腺点、腺毛及白色细柔毛。⑤花期夏、秋两季。

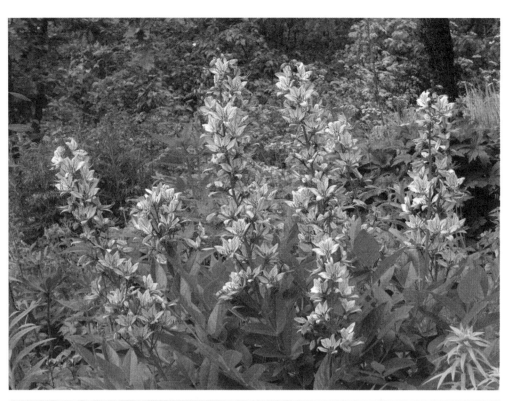

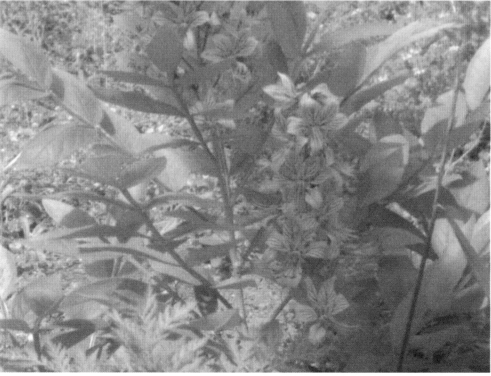

金银花

别名　银花、忍冬花、二宝花、金银藤。

来源　为忍冬科植物忍冬 (*Lonicera japonica* Thunb.) 的干燥花蕾或带初开的花。

生境　生长于路旁、山坡灌木丛或疏林中。全国大部分地区有分布。

采收　夏初花开放前采收，干燥。

功用　甘，寒。归肺、心、胃经。清热解毒，疏散风热。用于痈肿疔疮，喉痹，丹毒，热毒血痢，风热感冒，温病发热。

验方　①咽喉炎：金银花15克，生甘草3克，煎水含漱。②感冒发热、头痛咽痛：金银化60克，山楂20克，煎水代茶饮。③痢疾：金银花15克，焙干研末，水调服。④胆囊炎胁痛：金银花50克，花茶叶20克，沏水当茶喝。⑤慢性咽喉炎：金银花、人参叶各15克，甘草3克，开水泡，代茶饮。⑥出血性麻疹：金银花、赤芍、紫草、牡丹皮、生地黄各9克，生甘草4.5克，水煎服。

快认指南

①半常绿缠绕性藤本，全株密被短柔毛。②叶对生，卵圆形至长卵形，常绿。③花成对腋生，花冠二唇形，初开时呈白色，两三日后转变为黄色，所以称为金银花，外被柔毛及腺毛。花蕾呈棒状略弯曲，长1.5～3.5厘米，表面黄色至浅黄棕色，被短柔毛，花冠筒状，稍开裂，内有雄蕊5，雌蕊1。④浆果球形，成熟时呈黑色。⑤花期4～7月，果期6～11月。

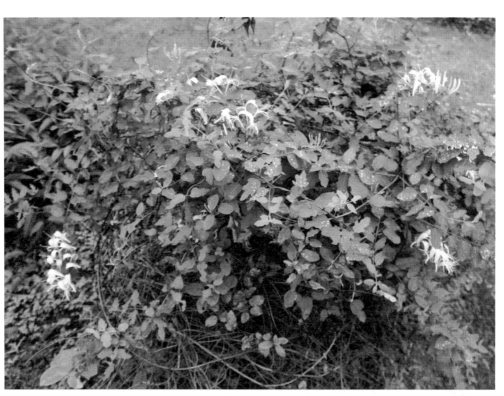

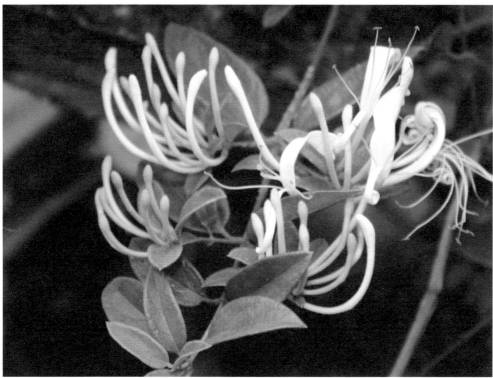

连翘

别名 空壳、空翘、落翘、黄花条、旱莲子。

来源 为木犀科植物连翘 [*Forsythia suspensa* (Thunb.) Vahl] 的干燥果实。

生境 生长于山野荒坡或栽培。主产于山西、河南、陕西等地。

采收 秋季果实初熟尚带绿色时采收，除去杂质，蒸熟，晒干，习称"青翘"；果实熟透时采收，晒干，除去杂质，习称"老翘"。

功用 苦，微寒。归肺、心、小肠经。清热解毒，消肿散结，疏散风热。用于痈疽，瘰疬，乳痈，丹毒，风热感冒，温病初起，温热入营，高热烦渴，神昏发斑，热淋涩痛。

验方 ①急、慢性阑尾炎：连翘15克，黄芩、栀子各12克，金银花18克，水煎服。②舌破生疮：连翘25克，黄柏15克，甘草10克，水煎含漱。③麻疹：连翘6克，牛蒡子5克，绿茶1克，研末，沸水冲泡。④风热感冒：连翘、金银花各10克，薄荷6克，水煎服。

快认指南

①落叶灌木，高2～3米。枝条细长开展或下垂，小枝浅棕色，梢四棱，节间中空无髓。②单叶对生，具柄；叶片完整或3全裂，卵形至长圆卵形，长6～10厘米，宽1.5～2.5厘米，先端尖，基部宽楔形或圆形，边缘有不整齐锯齿。③先叶开花，花1～3（或1～6）朵簇生叶腋；花萼4深裂，裂片长椭圆形；花冠黄色，具4长椭圆形裂片，花冠管内有橘红色条纹；雄蕊2，着生于花冠的基部，花丝极短；花柱细长，柱头2裂。④蒴果木质，有明显皮孔，卵圆形，顶端尖，长约2厘米，成熟2裂。种子多数，有翅。⑤花期春季。

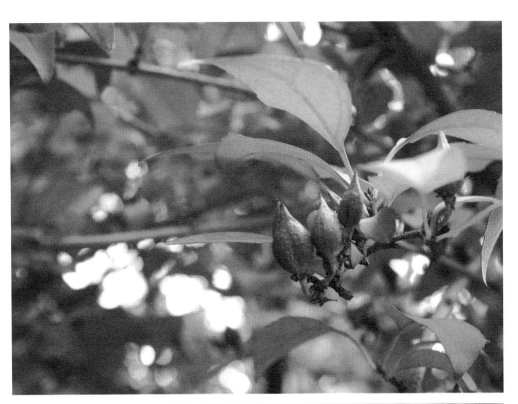

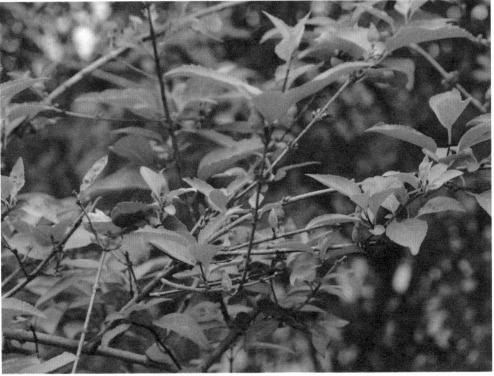

穿心莲

别名 一见喜、斩蛇剑、苦胆草、榄核莲、四方莲。

来源 为爵床科植物穿心莲 [*Andrographis paniculata* (Burm. f.) Nees] 的干燥地上部分。

生境 生长于湿热的丘陵、平原地区。主要栽培于广东、广西、福建等地。

采收 秋初茎叶茂盛时采割，晒干。

功用 苦，寒。归心、肺、大肠、膀胱经。清热解毒，凉血，消肿。用于感冒发热，咽喉肿痛，口舌生疮，顿咳劳嗽，泄泻痢疾，热淋涩痛，痈肿疮疡，毒蛇咬伤。

验方 ①多种炎症及感染：穿心莲9～15克，水煎服。②上呼吸道感染：穿心莲、车前草各15克，水煎浓缩至30毫升，稍加冰糖，分3次服用，每日1剂。③支气管肺炎：穿心莲、功劳木各15克，陈皮10克，水煎取汁100毫升，分早、晚各服1次，每日1剂。④阴囊湿疹：穿心莲干粉20克，纯甘油100毫升，调匀搽患处，每日3～4次。

快认指南

①一年生草本，全体无毛。茎多分枝，且对生，方形。②叶对生，长椭圆形。③圆锥花序顶生或腋生，有多数小花，花淡紫色，花冠二唇形，上唇2裂，有紫色斑点，下唇深3裂。④蒴果长椭圆形，种子多数，四方形。⑤花期9～10月，果期10～11月。

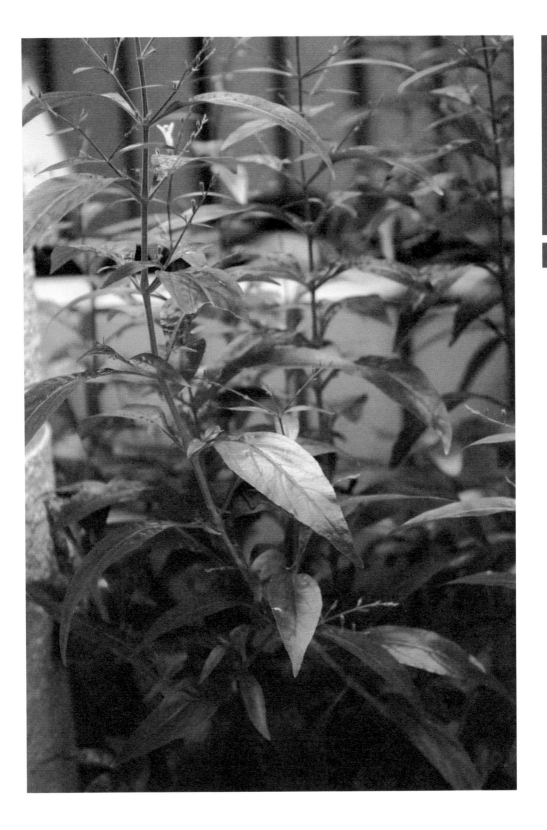

大青叶

别名 蓝菜、大青、蓝叶、菘蓝叶、靛青叶、板蓝根叶。

来源 为十字花科植物菘蓝（*Isatis indigotica* Fort.）的干燥叶。

生境 多为栽培。主产于河北、陕西、河南、江苏、安徽等地。

采收 夏、秋两季分2～3次采收，除去杂质，晒干。切碎，生用。

功用 苦，寒。归心、胃经。清热解毒，凉血消斑。用于温病高热，神昏，发斑发疹，腮腺炎，喉痹，丹毒，痈肿。

验方 ①预防流行性乙型脑炎、流行性脑脊髓膜炎：大青叶25克，黄豆50克，水煎服，每日1剂，连服7日。②感冒发热、腮腺炎：大青叶25～50克，海金沙根50克，水煎服，每日2剂。③热甚黄疸：大青叶100克，茵陈、秦艽各50克，天花粉40克，水煎服。④无黄疸型肝炎：大青叶100克，丹参50克，大枣10枚，水煎服。⑤防治暑疖、痱子：鲜大青叶50克，水煎代茶饮。

快认指南

①二年生草本，高40～90厘米。主根深长，圆柱形，稍弯曲，长8～16厘米，直径3～8毫米，外皮灰黄色。茎直立，上部多分枝，光滑无毛，稍带白粉状。②单叶互生，基生叶较大，具柄；叶片长圆状椭圆形，茎生叶长圆形至长圆状倒披针形，在下部的叶较大，渐上渐小，长3.5～11厘米，宽0.5～3厘米，先端钝尖，基部箭形，半抱茎，全缘或有不明显的细锯齿。③黄色小花，排成宽总状花序。无苞，萼片4；花瓣4，倒卵形；雄蕊6，雌蕊1。④角果长圆形，扁平翅状，具中肋，长约15毫米，宽约4毫米，先端楔形或微有凹缺，基部渐窄。⑤花期夏季，果期6月。

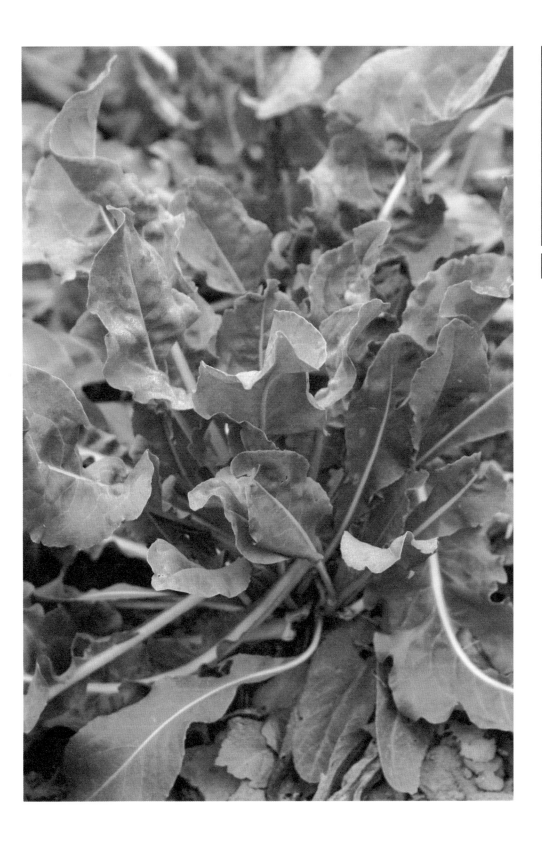

板蓝根

别名 靛青根、菘蓝根、蓝靛根、大蓝根、北板蓝根。

来源 为十字花科植物菘蓝 (*Isatis indigotica* Fort.) 的干燥根。

生境 多为栽培。主产于河北、陕西、河南、江苏、安徽等地。

采收 秋季采挖，除去泥沙，晒干。

功用 苦，寒。归心、胃经。清热解毒，凉血利咽。用于瘟疫时毒，发热咽痛，温毒发斑，腮腺炎，喉痹，烂喉丹痧，大头瘟疫，丹毒，痈肿。

验方 ①流行性感冒：板蓝根50克，羌活25克，煎汤，每日2次分服，连服2～3日。②肝炎：板蓝根50克，水煎服。③肝硬化：板蓝根50克，茵陈20克，郁金10克，薏苡仁15克，水煎服。④流行性乙型脑炎：板蓝根15克，煎服，每日1剂，连服5日。⑤偏头痛：板蓝根30克，生石膏15克，淡豆豉10克，水煎，分2次服用，每日1剂。⑥病毒性肺炎高热：板蓝根30克，鱼腥草20克，菊花25克，甘草10克，水煎服。

快认指南

①二年生草本，茎高40～90厘米，稍带粉霜。②基生叶较大，具柄，叶片长椭圆形，茎生叶披针形，互生，无柄，先端钝尖，基部箭形，半抱茎。③花序复总状；花小，黄色短角果长圆形，扁平有翅，下垂，紫色；种子1枚，椭圆形，褐色。

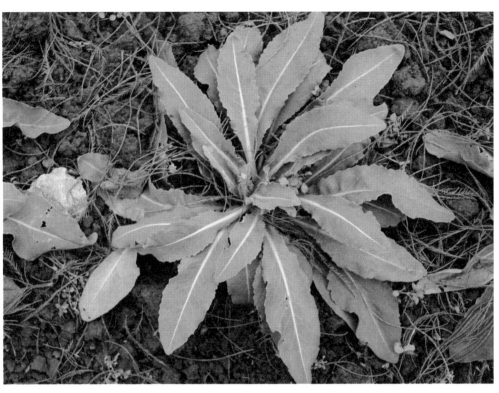

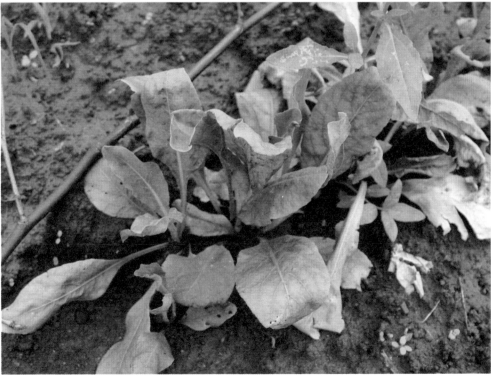

青黛

别名　花露、靛花、淀花、蓝靛、青缸花、青蛤粉。

来源　为爵床科植物马蓝 [*Strobilanthes cusia* (Nees) Bremek.] 的叶或茎叶经加工制得的干燥粉末或团块。

生境　生长于路旁、山坡、草丛及林边潮湿处。主产于福建、广东、江苏、河北、云南等地。

采收　夏、秋两季当植物的叶生长茂盛时，割取茎叶，置大缸或木桶中。加入清水，浸泡2～3昼夜，至叶腐烂、茎脱皮时，捞去茎枝叶渣，每100千克茎叶加石灰8～10千克，充分搅拌，待浸液由乌绿色转变为紫红色时，捞取液面泡沫状物，晒干。

功用　咸，寒。归肝经。清热解毒，凉血消斑，泻火定惊。用于温毒发斑，血热吐衄，胸痛咯血，口疮，腮腺炎，喉痹，小儿惊痫。

验方　①湿疹溃烂：青黛、煅石膏各适量，外撒患处。②百日咳：青黛、蛤蜊粉各30克，川贝母、甘草各15克，共为末，每次1.5克，每日3次，饭后服。③腮腺炎：青黛10克，芒硝30克，醋调，外敷患处。④湿疹、带状疱疹：青黛20克，蒲黄、滑石各30克，共研粉，患处渗液者，干粉外扑，无渗液者，麻油调搽。

快认指南

①多年生草本，高达1米。根茎粗壮。茎基部稍木质化，略带方形，节膨大。②单叶对生，叶片卵状椭圆形，长15～16厘米，先端尖，基部渐狭而下延。③穗状花序顶生或腋生；苞片叶状；花冠漏斗状，淡紫色；裂片5；雄蕊4；子房上半部被毛，花柱细长。④蒴果匙形，无毛。种子卵形，褐色，有细毛。

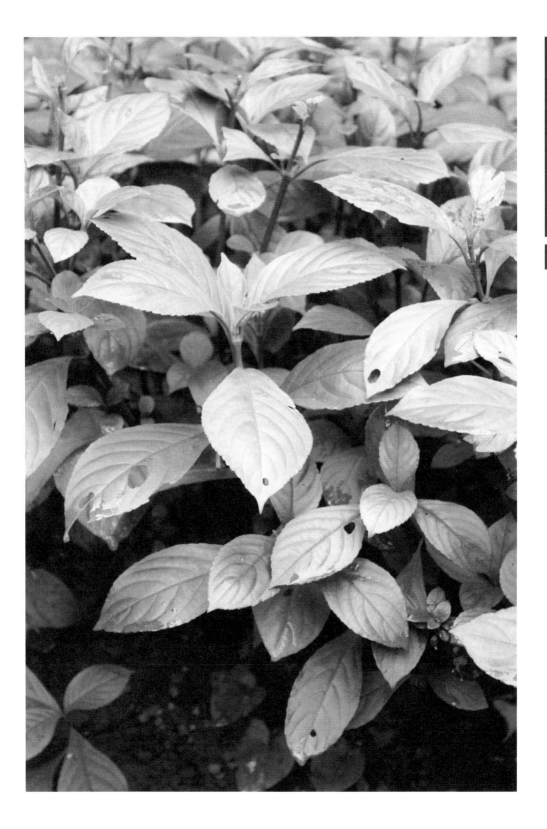

蒲公英

别名 蒲公草、黄花草、蒲公丁、婆婆丁、黄花地丁。

来源 为菊科植物蒲公英 (*Taraxacum mongolicum* Hand. -Mazz.)、碱地蒲公英 (*Taraxacum boredisinense* Kitam.) 或同属数种植物的干燥全草。

生境 生长于道旁、荒地、庭园等处。全国大部分地区均产，主产于山西、河北、山东及东北等地。

采收 春至秋季花初开时采挖，除去杂质，洗净，晒干。

功用 苦、甘，寒。归肝、胃经。清热解毒，消肿散结，利尿通淋。用于疗疮肿毒，乳痈，瘰疬，目赤，咽痛，肺痈，肠痈，湿热黄疸，热淋涩痛。

验方 ①感冒伤风：蒲公英30克，防风、荆芥各10克，大青叶15克，水煎服。②结膜炎：蒲公英15克，黄连3克，夏枯草12克，水煎服。③腮腺炎：蒲公英30～60克，水煎服或捣烂外敷。④小便淋沥涩痛：蒲公英、白茅根、金钱草各15克，水煎服。⑤尿路感染：蒲公英、白头翁各30克，车前子、滑石、小蓟、知母各15克，水煎服。

快认指南

蒲公英：①多年生草本，富含白色乳汁。直根深长。②叶基生，叶片倒披针形，边缘有倒向不规则的羽状缺刻。③头状花序单生花茎顶端，全为舌状花；总苞片多层，先端均有角状突起；花黄色；雄蕊5；雌蕊1，子房下位。④瘦果纺锤形，具纵棱，全体被有刺状或瘤状突起，顶端具纤细的喙，冠毛白色。⑤花期4～5月，果期6～7月。

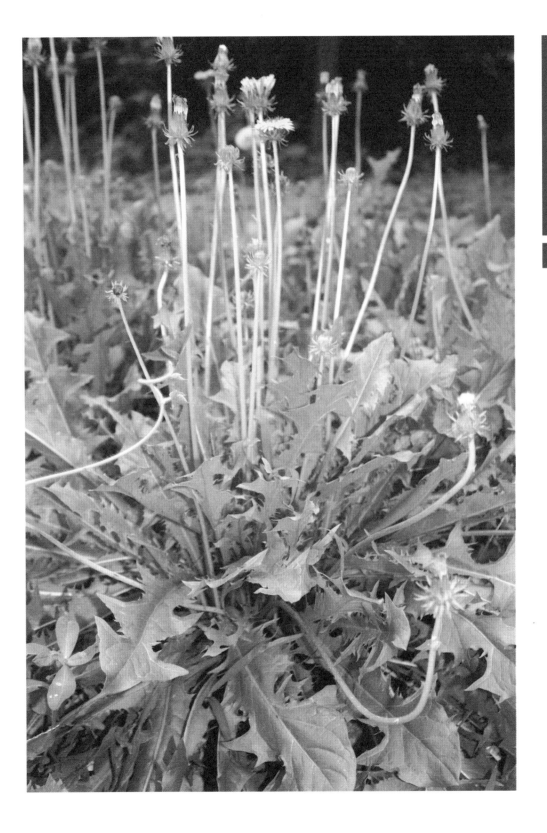

紫花地丁

别名 地丁、紫地丁、地丁草、堇堇草。

来源 为堇菜科植物紫花地丁 (*Viola yedonensis* Makino) 的干燥全草。

生境 生长于路旁、田埂和圃地中。主产于江苏、浙江及东北等地。

采收 春、秋两季采收，除去杂质，晒干。

功用 苦、辛，寒。归心、肝经。清热解毒，凉血消肿。用于疔疮肿毒，痈疽发背，丹毒，毒蛇咬伤。

验方 ①中耳炎：紫花地丁12克，蒲公英10克（鲜者加倍），将上药捣碎，置于热水瓶中，以沸水冲泡大半瓶，盖闷10多分钟后，1日内数次饮完。②前列腺炎：紫花地丁16克，车前草12克，海金沙10克，水煎服，每日1剂，分早、晚两次服用，6日为1个疗程。③疔肿疮毒：鲜紫花地丁100克，捣碎成泥，调米泔水过滤，将滤液分早、中、晚3次内服，药渣外敷患处。每日1剂，连服3～6日。

快认指南

①多年生草本，全株具短白毛，主根较粗。②叶基生，狭叶披针形或卵状披针形，顶端圆或钝，稍下延于叶柄成翅状，边缘具浅圆齿，托叶膜质。③花两侧对称，具长梗，卵状披针形，基部附器矩形或半圆形，顶端截形、圆形或有小齿。④蒴果椭圆形，熟时3裂。⑤花、果期4月中旬至9月。

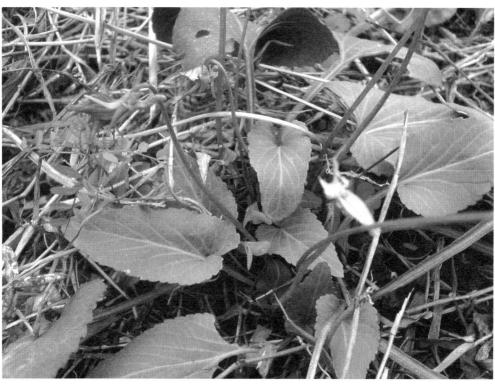

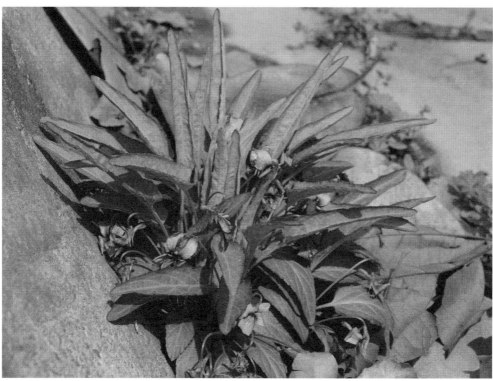

野菊花

别名 苦薏、黄菊花、山菊花、甘菊花、路边菊、千层菊。

来源 为菊科植物野菊 [*Dendranthema indicum* (L.) Des Moul.] 的干燥头状花序。

生境 生长于山坡、路旁、原野。全国大部分地区有分布。

采收 秋、冬两季花初开放时采摘，晒干，或蒸后晒干。

功用 苦、辛，微寒。归肝、心经。清热解毒，泻火平肝。用于疔疮痈肿，目赤肿痛，头痛眩晕。

验方 ①疔疮：野菊花和红糖适量，捣烂贴患处。如生于发际，加梅片、生地龙同敷。②风热感冒：野菊花、积雪草各15克，水煎服。③头癣、湿疹、天疱疮：野菊花、苦楝根皮、苦参根各适量，水煎外洗。④毒蛇咬伤：野菊花15～30克，水煎代茶饮。⑤预防感冒：野菊花（干品）6克，用沸水浸泡1小时，煎30分钟，待药液稍凉时内服。经常接触感冒人群者，一般每日服药1次，经常感冒者每周服1次。

快认指南

①多年生草本，高达1米左右，有特殊香气。茎基部常匍匐，上部多分枝，有条棱，幼时被柔毛。②叶互生，有柄；叶片卵状椭圆形，长2～3厘米，宽1～3厘米，羽状浅裂，顶端裂片稍大，侧面2对裂片椭圆形至长椭圆形，边缘具尖锐锯齿，两面均有细柔毛，上部叶逐渐变小。③头状花序，直径2～2.5厘米，有长梗，2～3个组成聚伞花序；总苞半球形，外层苞片椭圆形，较内层苞片稍短，背面中部有毛或光滑，小花黄色，外围一层舌状花，先端3浅裂，中部管状花，两性，先端5裂。④瘦果具5条纵条纹。⑤花期秋末。

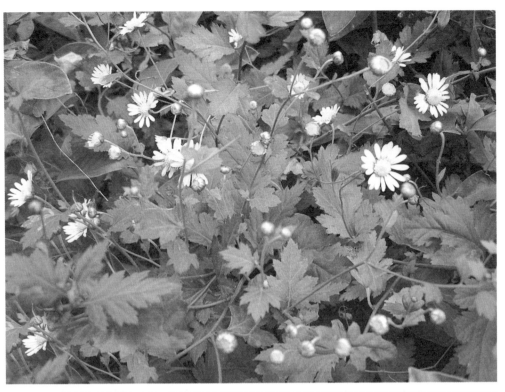

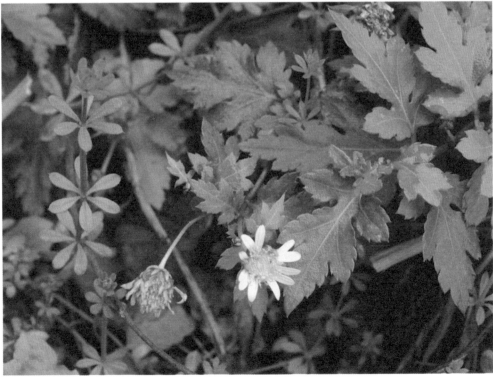

拳 参

别名 石蚕、紫参、牡参、刀枪药、红三七、活血莲。

来源 为蓼科植物拳参 (*Polygonum bistorta* L.) 的干燥根茎。

产地 生长于草丛、阴湿山坡或林间草甸中。主产于华北、西北、山东、江苏、湖北等地。

采收 春初发芽时或秋季茎叶将枯萎时采挖，除去泥沙，晒干，去须根。

功用 苦、涩，微寒。归肺、肝、大肠经。清热解毒，消肿，止血。用于赤痢热泻，肺热咳嗽，痈肿瘰疬，口舌生疮，血热吐衄，痔疮出血，毒蛇咬伤。

验方 ①细菌性痢疾、肠炎：拳参50克，水煎服，每日1~2次。②肺结核：拳参洗净，晒干，粉碎，加淀粉调匀，压成0.3克的片剂。成人每次4~6片，小儿酌减。③阴虚久咳、喘嗽：拳参、蜜百合各9克，沙参、炙甘草各6克，水煎服。④蛇咬伤：鲜拳参捣烂外敷，随干随换药。⑤细菌性痢疾：鲜拳参、鲜蒲公英各12克，鲜黄芩9克，水煎服，小儿酌减。

快认指南

①多年生草本，高50~90厘米。根状茎肥大，弯曲，外皮紫棕色。茎直立，单一，无毛。②基生叶有长柄；叶片革质，矩圆状，披针形或窄卵形，长10~18厘米，宽2.5~6厘米，先端锐尖或窄尖，基部钝圆或截形，有时心形，沿叶柄下延成翼状，边缘外卷，无毛，下面具网脉；托叶鞘膜质，筒状；在茎上部的叶条形或披针形，无柄或抱茎。③穗状花序顶生，小花密集，花梗纤细，苞片显著，花被5深裂，裂片椭圆形；雄蕊8，与花被近等长；花柱3。④瘦果三棱状椭圆形，红棕色，光亮，包于宿存萼内。⑤花期夏季。

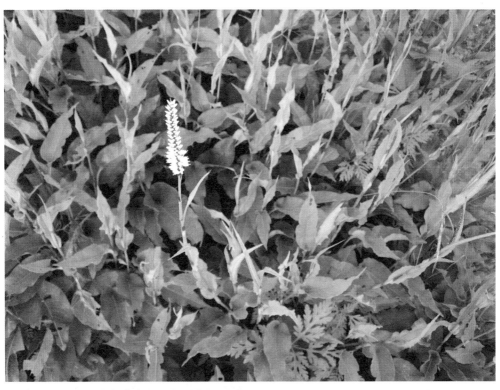

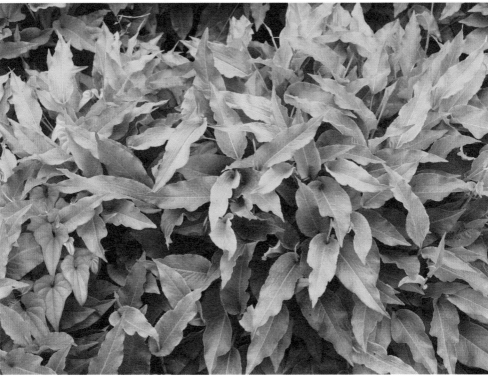

漏芦

别名　野兰、毛头、大头翁、鬼油麻、大花蓟、龙葱根。

来源　为菊科植物祁州漏芦 [*Rhapontisum unflorum* (L.) DC.] 的干燥根。

生境　生长于向阳的草地、路边、山坡。主产于河北、辽宁、山西等地。

采收　春、秋两季采挖，除去须根及泥沙，晒干。

功用　苦，寒。归胃经。清热解毒，消痈，下乳，舒筋通脉。用于痈疽发背，瘰疬疮毒，乳汁不通，乳痈肿痛，湿痹拘挛。

验方　①产后乳汁不下：漏芦15克，王不留行、炮甲珠各9克，路路通12克，通草6克，水煎服。②产后乳汁不下：漏芦12克，鸡蛋2个，水煎冲蛋服。③乳腺炎：漏芦、白芷、当归、青皮、柴胡各9克，金银花、蒲公英各30克，全瓜蒌15克，橘核12克，甘草6克，水煎服。④痈肿疮疡：漏芦、金银花、蒲公英各15克，连翘9克，黄柏12克，甘草6克，水煎服。

快认指南

①多年生草本，高约1米，全株被白色蛛丝状毛。根圆柱形，外皮黄棕色。茎直立，通常单一，茎部有宿存的叶脉残基。②叶互生，近根部的较大，有柄，茎上部叶无柄；叶片椭圆形，长4～10厘米，宽2～6厘米，羽状分裂，裂片三角形或卵状披针形，先端锐尖，刺尖头，边缘有尖刺，上面被蛛丝状毛，下面密生白色绵毛。③头状花序顶生，由很多小头状花序聚合成球形，直径2～3.5厘米，总苞数轮，基部连合，其内有一管状花，花冠天蓝色。④瘦果圆柱形，密生黄褐色毛，顶端有鳞片状冠毛。⑤花期夏、秋两季。

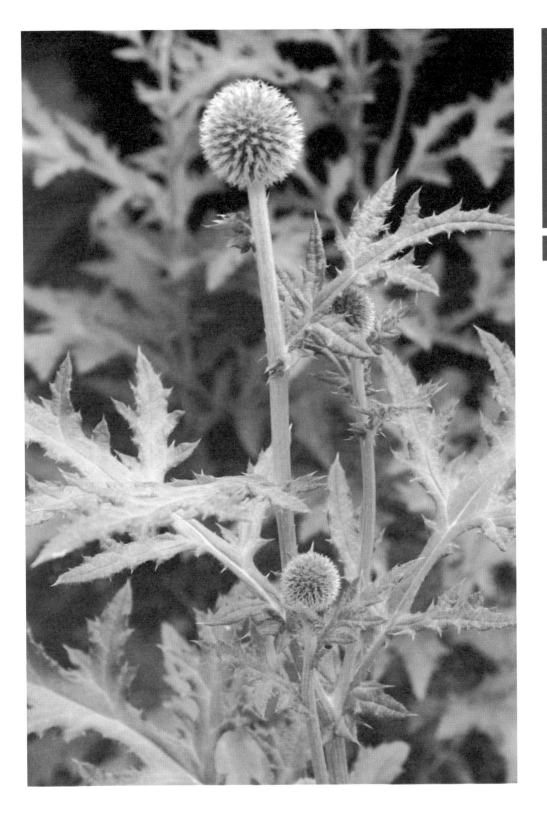

土茯苓

别名 过山龙、山地栗、地茯苓、土太片、冷饭团。

来源 为百合科植物光叶菝葜 (*Smilax glabra* Roxb.) 的干燥根茎。

生境 生长于林下或山坡。主产于广东、湖南、湖北、浙江、四川、重庆、安徽等地。

采收 夏、秋两季采挖，除去须根。洗净，干燥，或趁鲜切成薄片，干燥。

功用 甘、淡，平。归肝、胃经。除湿，解毒，通利关节。用于湿热淋浊，带下，痈肿，瘰疬，疥癣，梅毒及汞中毒所致的肢体拘挛，筋骨疼痛。

验方 ①疮疖：土茯苓30克，苍耳子、大黄、金银花、蒲公英各9克，水煎服。或土茯苓适量，研末，醋调敷。②阴痒：土茯苓、蛇床子、地肤子各30克，白矾、花椒各9克，煎水，早晚熏洗或坐浴。

快认指南

①多年生攀缘灌木，茎无刺。根状茎横生于土中，细长，生多数须根，每隔一段间距生一肥厚的块状结节，块根根状茎长5～15厘米，直径2～5厘米，深入土中可达1米余，质颇坚实，外皮坚硬，褐色，凹凸不平，内面肉质粉性，黄白色，密布淡红色小点。②单叶互生，革质，长圆形至椭圆状披针形，长5～12厘米，宽1～5厘米，先端渐尖，基部圆或楔形，全缘，表面绿色，下面有白粉，主脉3条显著，细脉网状；叶柄长1～2厘米，托叶变为2条卷须。③花单性，雌雄异株，为腋生伞形花序，花序梗极短，长1～3毫米，小花梗纤细，长1～1.7厘米，基部有多枚宿存的三角形小苞片；花被裂片6，二轮；雄蕊6，花丝较花药短；子房上位，3室，柱头3，稍反曲。④浆果球形，熟时紫红色，外被白粉。⑤花期7～8月。

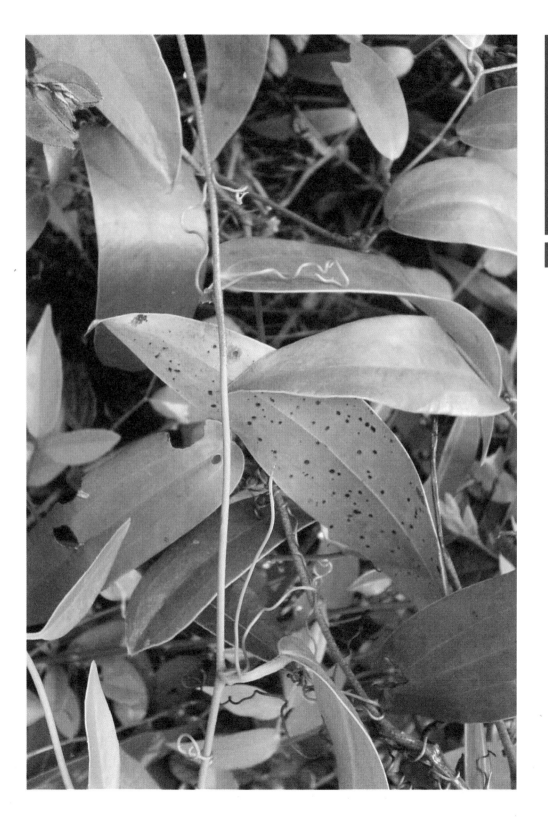

鱼 腥 草

别名　蕺菜、紫蕺、蕺子、臭猪巢、九节莲、折耳根。

来源　为三白草科植物蕺菜 (*Houttuynia cordata* Thunb.) 的干燥地上部分。

生境　生长于沟边、溪边及潮湿的疏林下。主产于陕西、甘肃及长江流域以南各地。

采收　鲜品全年均可采割；干品夏季茎叶茂盛花穗多时采割，除去杂质，晒干。

功用　辛，微寒。归肺经。清热解毒，消痈排脓，利尿通淋。用于肺痈吐脓，痰热喘咳，热痢，热淋，痈肿疮毒。

验方　①肺热咳嗽、咳痰带血：鱼腥草18克（鲜品36克），甘草6克，车前草30克，水煎服。②黄疸发热：鱼腥草150～180克，水煎温服。③咳嗽痰黄：鱼腥草15克，桑白皮、浙贝母各8克，石韦10克，水煎服。④慢性膀胱炎：鱼腥草60克，猪瘦肉200克，加水同炖，每日1剂，连服1～2周。⑤肺炎、支气管炎：鱼腥草、半边莲各30克，甘草20克，水煎服。

快认指南

　　①多年生草本，高15～60厘米，具腥臭气；茎下部伏地，节上生根，上部直立，无毛或被疏毛。②单叶互生，叶片心形，全缘，暗绿色，上面密生腺点，背面带紫色，叶柄长1～3厘米；托叶膜质条形，下部与叶柄合生成鞘状。③穗状花序生长于茎上端与叶对生；基部有白色花瓣状总苞片4枚；花小而密集，无花被。④蒴果卵圆形，顶端开裂，种子多数。

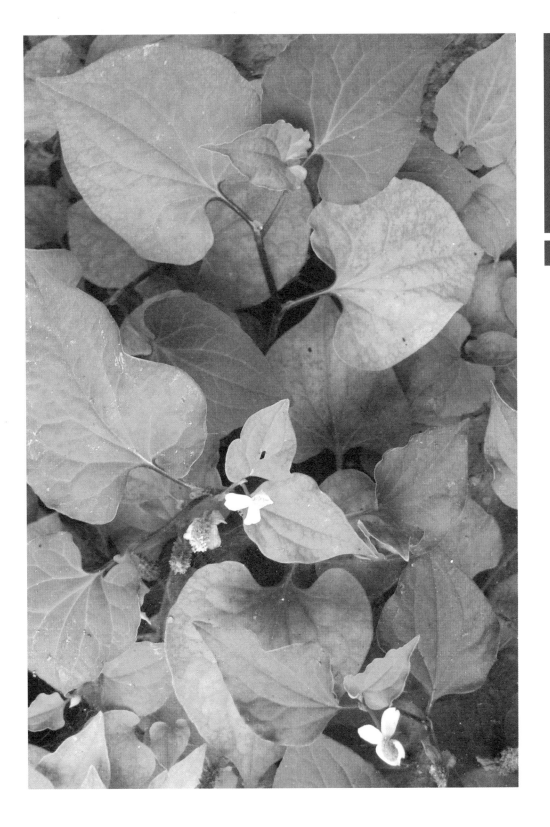

大血藤

别名 血通、红藤、红皮藤、红血藤、千年健、血木通。

来源 为木通科植物大血藤 [*Sargentodoxa cuneata* (Oliv.) Rehd. et Wils.] 的干燥藤茎。

生境 生长于溪边、山坡疏林等地；有栽培。主产于湖北、四川、江西、河南、江苏等地。

采收 秋、冬两季采收，除去侧枝，截段，干燥。

功用 苦，平。归大肠、肝经。清热解毒，活血，祛风止痛。用于肠痈腹痛，热毒疮疡，经闭，痛经，风湿痹痛，跌打肿痛。

验方 ①风湿筋骨疼痛、经闭腰痛：大血藤30～50克，水煎服。②血崩（阴道大出血）：大血藤、仙鹤草、白茅根各25克，水煎服。③盆腔腹膜炎：大血藤30克，败酱草、金钱草各20克，金银花、连翘各15克，水煎服，每日1剂。④急性阑尾炎：大血藤60克，蒲公英30克，生大黄、厚朴各6克，每日1剂，分2次煎服。⑤闭经：大血藤鲜根100克，益母草50克，水煎服。

快认指南

①落叶木质藤本，长达10米。茎圆柱形，褐色扭曲，有条纹，砍断时有红色液汁渗出，故称"大血藤"。②三出复叶互生，有长柄；中间小叶倒卵形，长7～12厘米，宽3～7厘米，侧生小叶较大，斜卵形，先端尖，基部两侧不对称。③黄色或黄绿色花，有香气，雌雄异株，总状花序出自上年生叶腋基部，长达12厘米，下垂。萼片和花瓣均6片；雄花有雄蕊6，雄蕊与花瓣对生；雌花有退化雄蕊6，心皮多数，离生，螺旋排列，胚珠1。④浆果卵形，肉质，有柄，多数着生于一球形的花托上。种子卵形，黑色，有光泽。⑤花期春季。

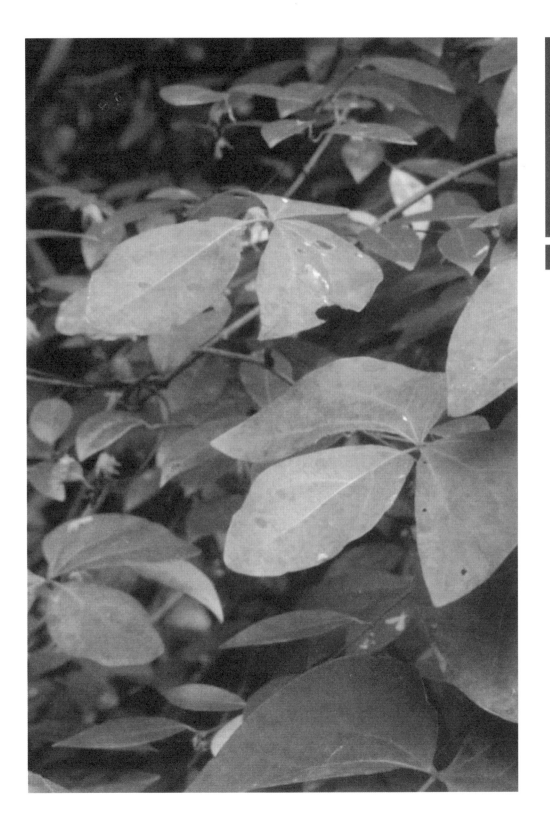

射 干

别名 寸干、乌扇、鬼扇、乌蒲、山蒲扇、野萱花、金蝴蝶。

来源 为鸢尾科植物射干 [*Belamcanda chinensis* (L.) DC.] 的干燥根茎。

生境 生长于林下或山坡。主产于湖北、河南、江苏、安徽等地。

采收 春初刚发芽或秋末茎叶枯萎时采挖，除去须根及泥沙，干燥。

功用 苦，寒。归肺经。清热解毒，消痰，利咽。用于热毒痰火郁结，咽喉肿痛，痰涎壅盛，咳嗽气喘。

验方 ①血瘀闭经：射干、莪术各9克，当归、川芎各10克，水煎服。②淋巴结核肿痛：射干9克，玄参、夏枯草各15克，水煎服。③慢性咽喉炎：射干、金银花、玉竹、麦冬、知母各10克，红糖适量，水煎服，10日为1个疗程。④风热郁结、咽喉红肿热痛：射干12克，水煎服。⑤跌打损伤：鲜射干60克，捣烂敷患处。⑥腮腺炎：射干鲜根3～5克，水煎，饭后服，每日2次。

快认指南

①多年生直立草本，高0.5～1.5米。地下有鲜黄色不规则结节状的根状茎，生有多数须根。②叶互生，常聚生于茎基，互相嵌叠而抱茎，排为两列，剑形，扁平，革质，长约70厘米，宽2～4厘米，先端渐尖，有平形脉多条。③花序顶生，呈叉状分枝，花直径3～4厘米，花被片6，排为2轮，橙黄色而有红色斑点；雄蕊3，花丝红色；雌蕊子房下位，3室，有3纵槽，花柱1，柱头膨大，3裂。④蒴果三角状倒卵形至长椭圆形，3室，每室有种子3～8粒。种子圆形，黑色，有光泽。⑤花期7～9月。

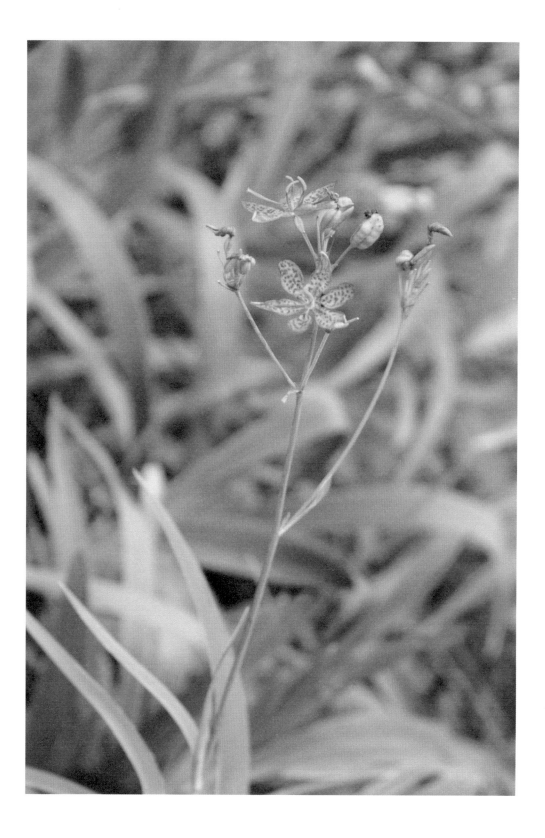

山豆根

别名 豆根、黄结、广豆根、南豆根、小黄连、山大豆根。

来源 为豆科植物越南槐 (*Sophora tonkinensis* Gapnep.) 的干燥根及根茎。

产地 生长于坡地、平原等地。主产于广西、广东、贵州、云南等地。

采收 秋季采挖，除去杂质，洗净，晒干。

功用 苦，寒；有毒。归肺、胃经。清热解毒，消肿利咽。用于火毒蕴结，咽喉肿痛，齿龈肿痛，口舌生疮。

验方 ①急性咽喉炎、扁桃体炎：山豆根、板蓝根各10克，金银花、连翘各12克，桔梗6克，甘草5克，水煎服。②慢性咽炎：山豆根、板蓝根、玄参各30克，麦冬、生地黄、牛蒡子、黄芩各15克，桔梗、化橘红各12克，水煎服。③咽喉肿痛、口舌生疮、大便不通：山豆根12克，大黄、芒硝、升麻各6克，水煎服。

快认指南

①灌木，直立或近平卧，高1~2米。根通常2~5条，圆柱形，黄褐色。茎圆柱形，表面具沟槽，密被短柔毛，茎上部常作"之"字形弯曲。②奇数羽状复叶，互生，小叶片11~17，长圆状卵形或卵圆形，长1~2.5厘米，宽0.5~1.5厘米，顶端1小叶较大，多为椭圆形，全缘，上面深绿色，被短毛，下面灰棕色，密被灰棕色短柔毛；小叶柄短，密被短柔毛。③总状花序顶生；长12~15厘米，密被短毛；花萼阔钟状，外被稀毛，顶端有5个三角状的短齿；蝶形花冠黄白色；雄蕊10，花药背着，花丝细长；雌蕊1，子房上位，圆柱形，花柱弯曲，柱头圆形，簇生长柔毛。④荚果紫黑色，串珠状。⑤花期4~5月。

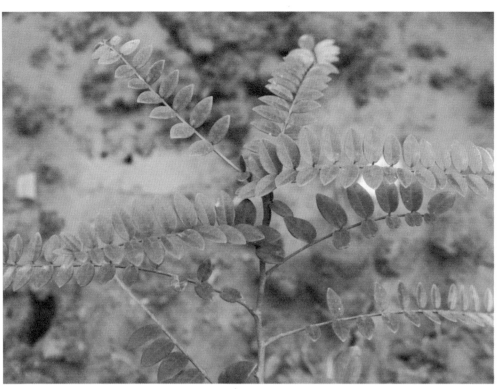

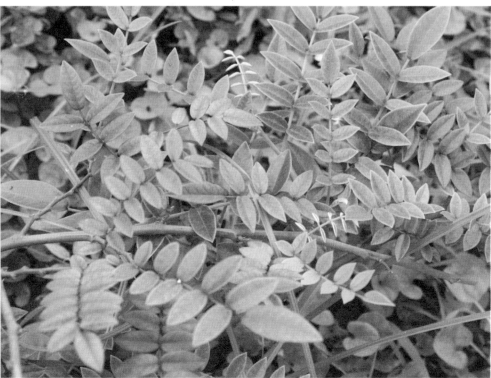

马勃

别名 灰包、马粪包、灰色菌。

来源 为灰包科真菌脱皮马勃 (*Lasiosphaera fenzlii* Reich.)、大马勃 [*Calvatia gigantea* (Batach. ex Pers.) Lloyd.] 或紫色马勃 [*Calvatia lilacina* (Mont. et Berk.) Lloyd.] 的干燥子实体。

生境 生长于园中久腐处和湿地腐木上。主产于辽宁、甘肃、江苏、安徽等地。

采收 夏、秋两季子实体成熟时及时采收，除去泥沙，干燥。

功用 辛，平。归肺经。清肺利咽，止血。用于风热郁肺咽痛，咳嗽，喑哑，外治鼻衄，创伤出血。

验方 ①外伤出血、鼻出血、拔牙后出血：马勃撕去皮膜，取内部海绵绒样物压迫出血部位。②痈疽疮疖：马勃孢子粉适量，以蜂蜜调和涂敷患处。③积热吐血：马勃研为末，加砂糖做成丸子，如弹子大，每次半丸，冷水化下。④失音：马勃、芒硝等份为末，加砂糖和成丸子，如芡子大，含服。⑤久咳：马勃研为末，加蜜做成丸子，如梧桐子大。每次20丸，白汤送下。⑥混合痔、肛瘘切除后出血：马勃海绵2~3片贴于创面。⑦直肠黏膜大量出血：马勃裹在凡士林纱布内纳入直肠黏膜出血处。

快认指南

脱皮马勃：①子实体近球形至长圆形，无不孕基部，包被薄，易消失，外包被成块地与内包被脱离，内包被纸状，浅烟色，成熟后全部消失，遗留成团的孢体随风滚动。②孢体紧密，有弹性，灰褐色，后渐退为浅烟色。③孢子褐色，球形，有小刺，直径4.5~5微米。

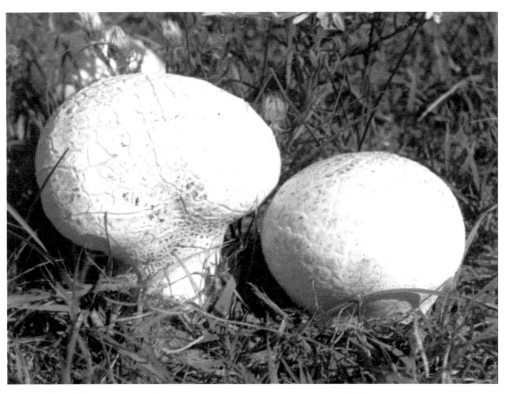

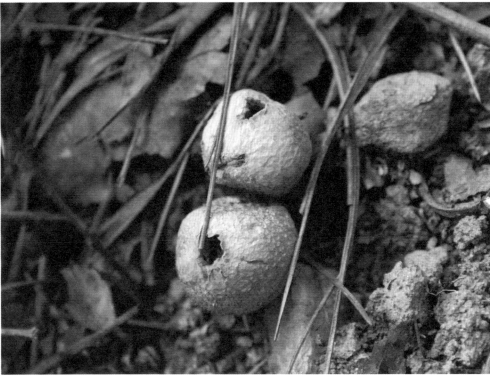

青果

别名 橄榄、甘榄、余甘子、干青果、青橄榄。

来源 为橄榄科植物橄榄 (*Canarium album* Raeusch.) 的干燥成熟果实。

生境 生长于低海拔的杂木林中；多为栽培。主产于广东、广西、福建、云南、四川等地。

采收 秋季果实成熟时采收，干燥。

功用 甘、酸，平。归肺、胃经。清热解毒，利咽，生津。用于咽喉肿痛，咳嗽痰黏，烦热口渴，鱼蟹中毒。

验方 ①肺胃热毒壅盛、咽喉肿痛：鲜青果15克，鲜萝卜250克，切碎或切片，加水煎汤服。②癫痫：青果500克，郁金25克，加水煎取浓汁，放入白矾（研末）25克，混匀再煎，约得500毫升，每次20毫升，早、晚分服，温开水送下。③呕逆腹泻：青果适量，绞汁，煎浓汤服。④咽喉肿痛：青果适量，嚼含。⑤饮酒过度：青果适量，绞汁或熬膏服。

快认指南

①常绿乔木，高10～20米。有胶黏性的芳香树脂。树皮淡灰色，平滑；幼枝、叶柄及叶轮均被极短的柔毛，有皮孔。②奇数羽状复叶互生，长15～30厘米；小叶11～15，长圆状披针形，长6～15厘米，宽2.5～5厘米，先端渐尖，基部偏斜，全缘，秃净，网脉两面均明显，下面网脉上有小窝点，略粗糙。③圆锥花序顶生或腋生，与叶等长或略短；萼杯状，3浅裂，稀5裂；花瓣3～5，白色，芳香，长约为萼之2倍；雄蕊6，插生长于环状花盘外侧；雌蕊1，子房上位。④核果卵形，长约3厘米，初时黄绿色，后变黄白色，两端锐尖。⑤花期5～7月，果期8～10月。

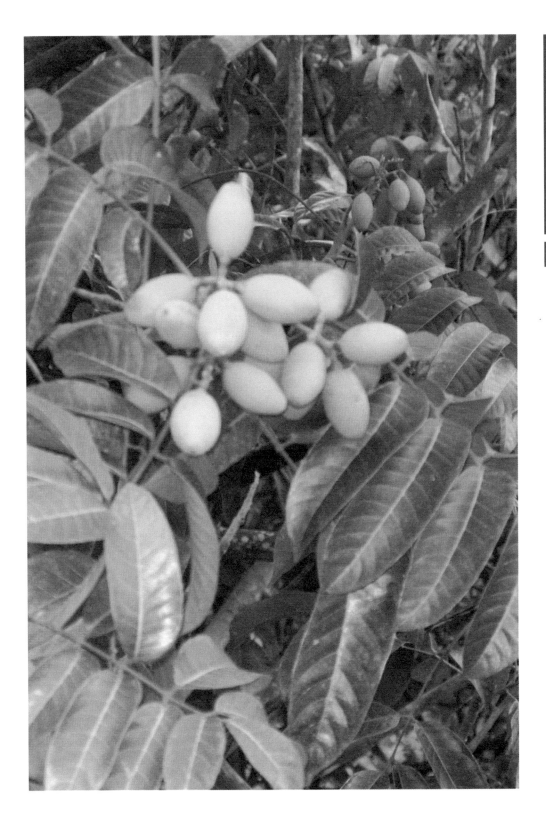

锦灯笼

别名 酸浆、酢浆、酸浆实、灯笼果、金灯笼、天灯笼。

来源 为茄科植物酸浆 [*Physalis alkekengi* L. var. *franchetii* (Mast.) Makino] 的干燥宿萼或带果实的宿萼。

生境 多为野生，生长于山野、林缘等地。全国大部地区均有生产，以东北、华北产量大、质量好。

采收 秋季果实成熟、宿萼呈红色或橙红色时采收，晒干。

功用 苦，寒。归肺经。清热解毒，利咽化痰，利尿通淋。用于咽痛音哑，痰热咳嗽，小便不利，热淋涩痛；外治天疱疮，湿疹。

验方 ①天疱疮：锦灯笼鲜果捣烂外敷，或干果研末调油外敷。②热咳咽痛：锦灯笼草研末，开水送服，同时以醋调药末敷喉外。③痔疮：锦灯笼叶贴疮上。

快认指南

①多年生草本，基部常匍匐生根。茎高40～80厘米，基部略带木质。②叶互生，常2枚生长于一节；叶柄长1～3厘米；叶片长卵形至阔形，长5～15厘米，宽2～8厘米，先端渐尖，基部不对称狭楔形，下延至叶柄，全缘而波状或有粗芽齿，两面具柔毛，沿叶脉也有短硬毛。③花单生于叶腋，花梗长6～16毫米，开花时直立，后来向下弯曲，密生柔毛而果实也不脱落；花萼阔钟状，密生柔毛，5裂，萼齿三角形，花后萼筒膨大，变为橙红或深红色，呈灯笼状包被浆果；花冠辐状，白色，5裂，裂片开展，阔而短，先端骤然狭包被浆果；雄蕊5，花药淡黄绿色；子房上位，卵球形，2室。④浆果球状，橙红色，直径10～15毫米，柔软多汁。种子肾形，淡黄色。⑤花期5～9月，果期6～10月。

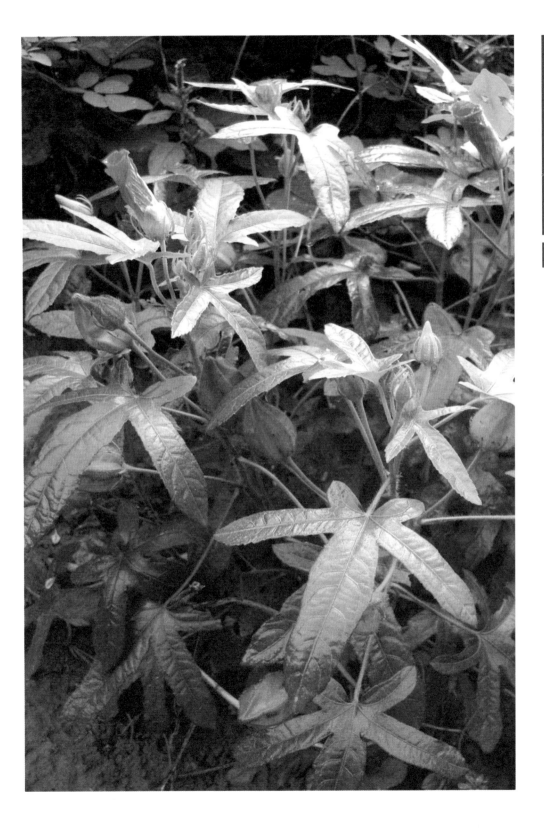

木蝴蝶

别名　玉蝴蝶、千层纸、云故纸、千张纸、白玉纸。

来源　为紫葳科植物木蝴蝶 [*Oroxylum indicum* (L.) Vent.] 的干燥成熟种子。

生境　生长于山坡、溪边、山谷及灌木丛中。主产于云南、广西、贵州等地。均为野生。

采收　秋、冬两季采收成熟果实，曝晒至果实开裂，取出种子，晒干。

功用　苦、甘，凉。归肺、肝、胃经。清肺利咽，疏肝和胃。用于肺热咳嗽，喉痹，音哑，肝胃气痛。

验方　①久咳音哑：木蝴蝶、桔梗、甘草各6克，水煎服。②胁痛、胃脘疼痛：木蝴蝶2克，研粉，好酒调服。③慢性咽喉炎：木蝴蝶3克，金银花、菊花、沙参、麦冬各9克，煎水当茶饮。

快认指南

　　①落叶乔木，高7～12米。树皮灰色，厚而有皮孔，有细纵裂纹，小枝皮孔极多而突起，叶痕明显而大。②叶交互对生，三至四回羽状复叶，长60～160厘米，宽20～80厘米；小叶柄长5～10毫米；小叶片椭圆形至宽卵形，长6～13厘米，宽4.5～10厘米，先端短尾尖，基部圆形或宽楔形而偏斜。③总状花序顶生；花大钟形，花萼肉质；花冠橙红色，长约6.5厘米，裂片5；雄蕊5，伸出于花冠外，花丝基部被绵毛，第5个雄蕊较其他4个短，花柱长6厘米，柱头为2个半圆形的薄片。④蒴果扁平，长30～90厘米，宽5～8.5厘米，厚达1厘米，边缘稍内弯似马刀，成熟时棕黄色，开裂成两片木质的果瓣。种子多数，薄而扁平，卵圆形，有白色透明的膜翅，似蝴蝶，故称"木蝴蝶"，又因其薄如纸，彼此重叠，又称"千层纸"。⑤花期夏、秋两季。

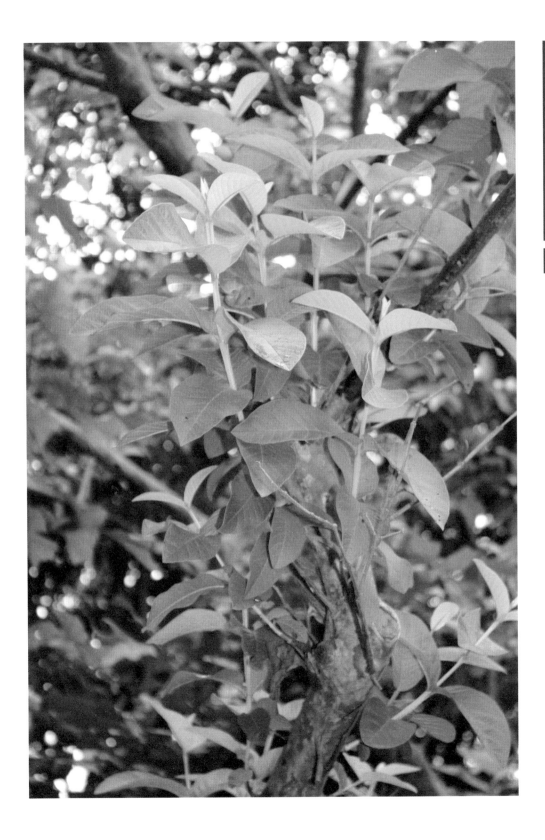

白头翁

别名 翁草、野丈人、犄角花、白头公、老翁花、胡王使者。

来源 为毛茛科植物白头翁 [*Pulsatilla chinensis* (Bge.) Regel] 的干燥根。

生境 生长于平原、低山山坡草地、林缘或干旱多岩石的坡地。主产于河南、陕西、甘肃、山东、江苏、安徽、湖北、四川等地。

采收 春、秋两季采挖，除去泥沙，干燥。

功用 苦，寒。归胃、大肠经。清热解毒，凉血止痢。用于热毒血痢，阴痒带下，阿米巴痢疾。

验方 ①气喘：白头翁10克，水煎服。②外痔：白头翁全草，以根捣红贴痔上。③心烦口渴、发热：白头翁9克，川黄连、川黄柏、秦皮各6克，水煎服。④细菌性痢疾：白头翁15克，马齿苋30克，鸡冠花10克，水煎服。⑤非特异性阴道炎：白头翁20克，青皮15克，海藻10克，水煎服，每日2次。

快认指南

①多年生草本。根圆锥形，外皮黄褐色，粗糙，有纵纹。②基生叶4～5；叶片宽卵形，长4.5～14厘米，宽8.5～16厘米，下面有柔毛，3全裂，中央全裂片有柄，3深裂，侧生全裂片无柄，不等3裂，叶柄长5～7厘米，密生白色长柔毛。③花葶1～2；总苞钟形，管部长3～10毫米，有密柔毛，裂片条形；花单朵顶生；萼片花瓣状，6片排成2轮，蓝紫色，长2.8～4.4厘米，外面有绵毛；无花瓣；雄蕊多数，花药黄色；心皮多数。④聚合果直径9～12厘米；瘦果长3.5～4毫米，宿存羽毛状花柱长3.5～6.5厘米。⑤花期4～5月。

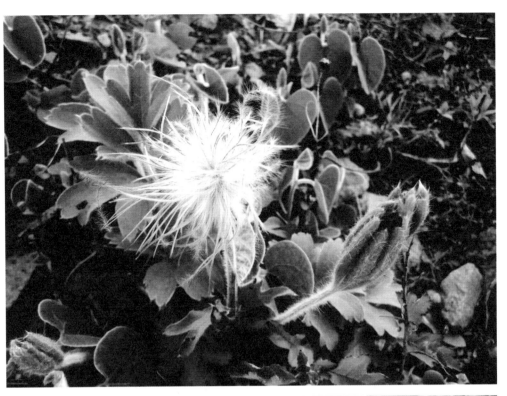

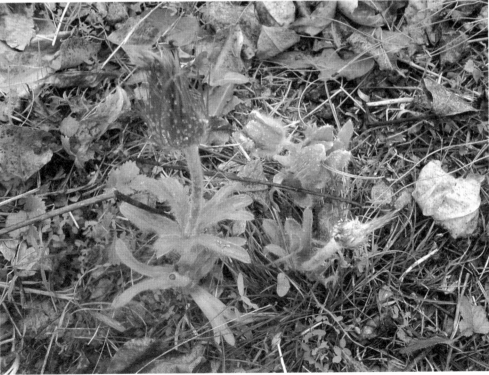

马 齿 苋

别名 酸苋、马齿草、长命菜、马齿菜、马齿龙芽。

来源 为马齿苋科植物马齿苋 (*Portulaca oleracea* L.) 的干燥地上部分。

生境 生长于荒地、田间、菜园及路旁。全国大部分地区均产。

采收 夏、秋两季采收。除去残根及杂质，洗净，略蒸或烫后晒干。

功用 酸，寒。归肝、大肠经。清热解毒，凉血止血，止痢。用于热毒血痢，痈肿疔疮，湿疹，丹毒，蛇虫咬伤，便血，痔血，崩漏下血。

验方 ①痢疾便血、湿热腹泻：马齿苋250克，粳米60克，粳米加水适量，煮成稀粥，马齿苋切碎后下，煮熟，空腹食用。②赤白带：鲜马齿苋适量，洗净捣烂绞汁约60克，生鸡蛋2个，去黄用蛋清，入马齿苋汁中搅和，开水冲服，每日1次。③痈肿疮疡、丹毒红肿：马齿苋120克，水煎内服，并以鲜品适量捣糊外敷。

快认指南

①一年生草本，长可达35厘米。茎下部匍匐，四散分枝，上部略直立或斜上，肥厚多汁，绿色或带淡紫色，全体光滑无毛。②单叶互生或近对生，柄极短；叶片肉质肥厚，长方形或匙形，或倒卵形，长0.6~2.7厘米，宽0.4~1.1厘米，先端圆，稍凹下或平截，基部宽楔形，形似马齿，故名"马齿苋"；全缘，上面深色，下面淡绿或带暗红色，除中脉外，余脉均不明显。③3~5朵簇生于枝顶4~5叶状的总苞内。萼片2；花瓣5，黄色，凹头，午时开放最盛；雄蕊10~12；子房下位，花柱顶端4~5裂呈线形，伸出雄蕊之上。④蒴果圆锥形，自腰部横裂为帽盖状，内有多数黑色细小的扁圆形种子。⑤花期夏季。

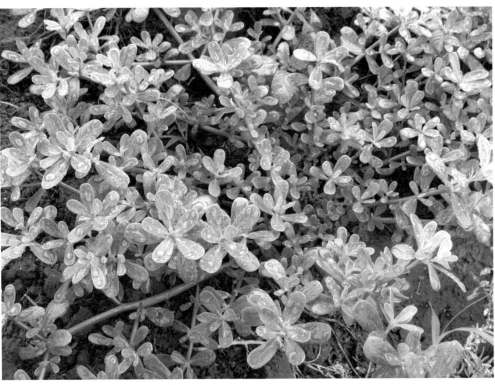

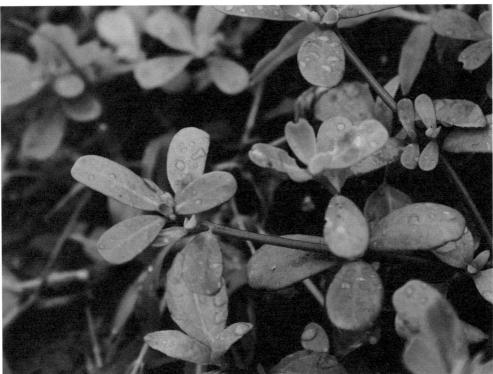

鸦胆子

别名 老鸦胆、雅旦子、苦榛子、鸭蛋子、小苦楝、苦参子。

来源 为苦木科植物鸦胆子 [*Brucea javanica* (L.) Merr.] 的干燥成熟果实。

生境 生长于灌木丛、草地及路旁向阳处。主产于广东、广西、福建、云南、贵州等地。

采收 秋季果实成熟时采收，除去杂质，晒干。

功用 苦，寒；有小毒。归大肠、肝经。清热解毒，截疟，止痢；外用腐蚀赘疣。用于痢疾，疟疾；外治赘疣，鸡眼。

验方 ①阿米巴痢疾：用龙眼肉包裹鸦胆子仁吞服（或装胶囊中），每次15～30粒，每日3次，服时切勿咬碎。②疣：鸦胆子适量，去皮，杵为末，以烧酒和涂患处。③阴道炎：鸦胆子仁40粒，打碎，加水煎成40毫升，一次性灌注阴道，每日1次。④疟疾：将鸦胆子仁分装胶囊或用龙眼肉包裹，每次10粒，每日3次吞服，第三日后用量减半，连服5日。

快认指南

①灌木或小乔木，高1～3米，全株密被淡黄色柔毛。②奇数羽状复叶互生；小叶5～11，卵状披针形，长5～10厘米，宽2～4厘米，先端渐尖，基部宽楔形而常偏斜，边缘有粗齿，两面均被柔毛，下面较密。③叶腋抽圆锥花序，总轴延长，被黄色柔毛；雌雄异株，雄花序长15～25厘米，雌花序为雄花序之半；花小，暗紫色，萼片、花瓣、雄蕊均为4，子房4深裂。④核果长卵形，熟时黑色，干时具网纹。种子1粒，卵形，淡黄色，有油性，味极苦。⑤花期夏季。

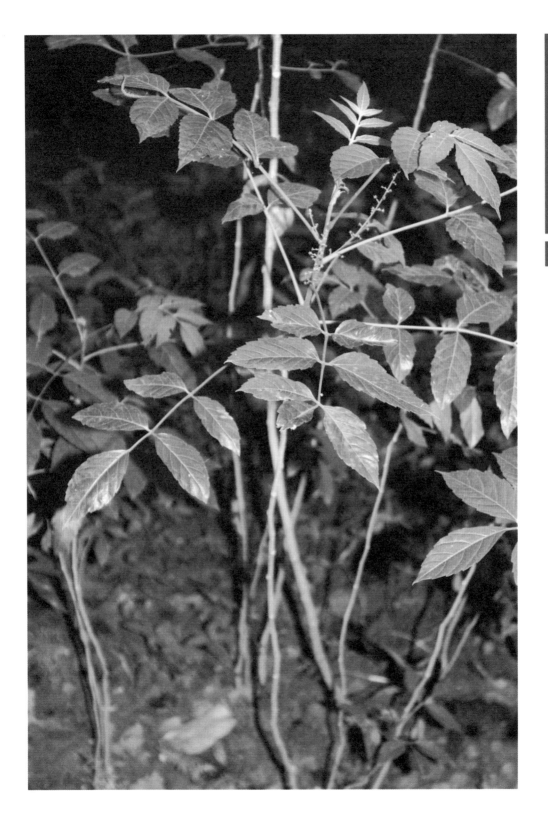

半边莲

别名 腹水草、蛇利草、半边菊、细米草。

来源 为桔梗科植物半边莲 (*Lobelia chinensis* Lour.) 的干燥全草。

生境 生长于阳光或局部阴凉环境和肥沃、潮湿、多有机质、排水良好的土壤里。主产于安徽、江苏及浙江等地。

采收 夏季采收，除去泥沙，洗净，晒干。

功用 辛，平。归心、小肠、肺经。利尿消肿，清热解毒。用于面足浮肿，痈肿疔疮，蛇虫咬伤，湿热黄疸，湿疹湿疮，晚期血吸虫病腹水。

验方 ①多发性疖肿、急性蜂窝织炎：半边莲30克，紫花地丁15克，野菊花9克，金银花6克，水煎服，并用鲜半边莲适量，捣烂敷患处。②蛇咬伤：鲜半边莲30～120克，水煎服，同时用鲜品捣烂敷伤口周围及肿痛处。③黄疸、水肿、小便不利：半边莲、白茅根各30克，水煎，加适量白糖后服用。④肝硬化及血吸虫病腹水：半边莲30～45克，马鞭草15克，水煎服。

快认指南

①多年生矮小草本，高5～15厘米，全株光滑无毛，有乳汁。根细圆柱形，淡黄白色。茎细弱葡匐，节处着地生多数须根，上部直立。②叶互生，无柄，条形或条状披针形，长1.2～2.5厘米，宽2.5～6厘米，全缘或有疏齿。③花单生，腋生；淡紫色或白色小花；花冠基部合呈管状，上部向一边5裂展开，中央3裂片较浅，两侧裂片深裂至基部；雄蕊5，花丝基部分离，花药彼此连合，围抱柱头，花药位于下方的2个有毛，上方的3个无毛。子房下位。④蒴果顶端2瓣开裂。种子细小，多数。⑤花期夏季。

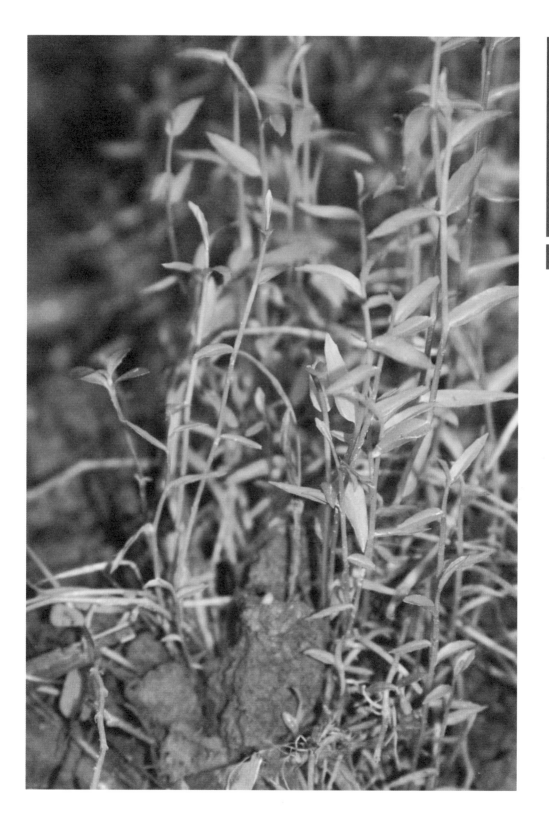

白花蛇舌草

别名 蛇舌草、甲猛草、尖刀草、蛇针草、白花十字草。

来源 为茜草科植物白花蛇舌草 [*Oldenlandia diffusa* (Willd.) Roxb.] 的干燥全草。

生境 生长于潮湿的沟边、草地、田边和路旁。我国长江以南各地均产。

采收 夏、秋两季采收，洗净，晒干或鲜用。

功用 苦、微甘，微寒。归肺、肝、胃经。清热，利湿，解毒。用于肺热喘咳，扁桃体炎，咽喉炎，阑尾炎，痢疾，尿路感染，黄疸，肝炎，盆腔炎，附件炎，痈肿疔疮，毒蛇咬伤，肿瘤。

验方 ①喉咙肿胀疼痛：白花蛇舌草30克，玄参15克，甘草3片，放入1500毫升水中，煮30分钟后服用。②尖锐湿疣：白花蛇舌草30~60克，水煎取汁，去渣，调入适量蜂蜜后服用。③盆腔炎、附件炎：白花蛇舌草、大血藤、两面针各30克，水煎服。④疮痈、蛇咬伤：鲜白花蛇舌草120克，捣烂外敷。⑤脓溃恢复期：白花蛇舌草30克，薏苡仁60克，水煎服。

快认指南

①一年生、披散、纤弱、无毛小草本，高6~70厘米。茎圆柱形，绿色或稍染紫色，直径约1毫米，多分枝，有时呈匍匐状。②叶十字形对生，无柄，条形至条状披针形，先端渐尖，基部渐窄，全缘，上面深绿色，中脉下凹，下面淡绿色，间或带紫色，中脉凸起，直达顶端，侧脉不显。③花细小，从叶腋单生或成对生长，梗长1~15毫米，间或无梗，花冠白色。④蒴果球形，略扁，灰褐色，种子细小，淡棕黄色，具3个棱角。⑤花期春、夏、秋三季。

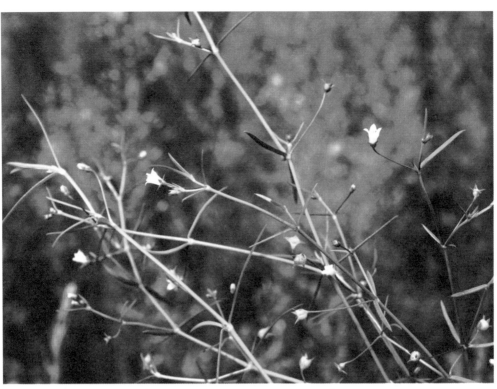

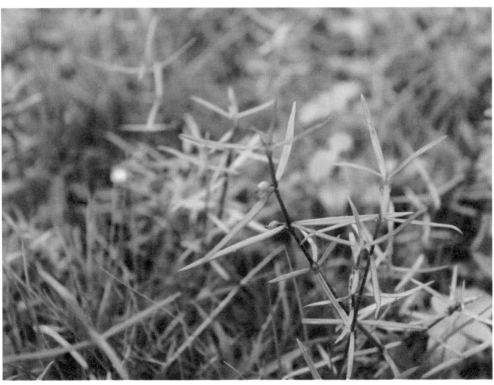

白蔹

别名　昆仑、白根、山地瓜、见肿消、地老鼠、鹅抱蛋。

来源　为葡萄科植物白蔹 [*Ampelopsis japonica* (Thunb.) Makino] 的干燥块根。

生境　生长于荒山的灌木丛中。主产于华东、华北及中南各地，广东、广西也有生产。多为野生。

采收　春、秋两季采挖，除去泥沙及细根，切成纵瓣或斜片，晒干。

功用　苦，微寒。归心、胃经。清热解毒，消痈散结，敛疮生肌。用于痈疽发背，疔疮，瘰疬，水火烫伤。

验方　①水火烫伤：白蔹、地榆各等份，共为末，适量外敷，或麻油调敷患处。②急、慢性细菌性痢疾：白蔹适量，焙干研末，每次1～3克，每日3次。③聤耳出脓血：白蔹、黄连（去须）、龙骨、赤石脂、乌贼鱼骨（去甲）各50克，上五味，捣罗为散，先以棉拭干脓，每次用药3克，棉裹塞耳中。

快认指南

　　①多年生攀缘藤本，长约1米。块根粗壮肉质，长纺锤形或卵形，深棕褐色，数个聚生似地瓜，故俗称"山地瓜"。茎基部木质化，多分枝，幼枝光滑有细条纹，带淡紫色，卷须与叶对生。②掌状复叶互生，长6～10厘米，宽7～12厘米，叶柄较叶片短，无毛；小叶3～5，一部分羽状分裂，一部分羽状缺刻，裂片卵形或披针形，中间裂片最长，两侧的很小，常不分裂；叶轴有宽翅，与裂片交接处有关节，两面无毛。③聚伞花序小，与叶对生，花序梗长3～8厘米，细长常缠绕；萼5浅裂；花瓣、雄蕊各5；花盘边缘稍分裂。④浆果球形，熟时蓝色或蓝紫色，有针孔状凹点。⑤花期夏季。

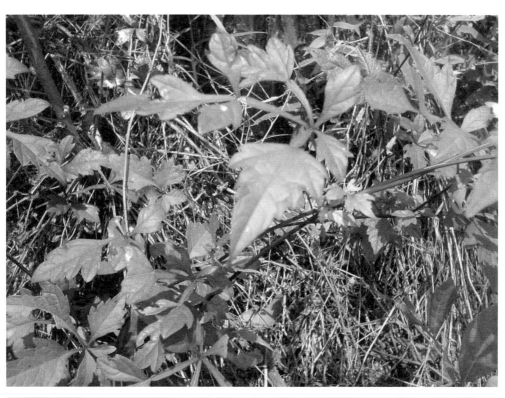

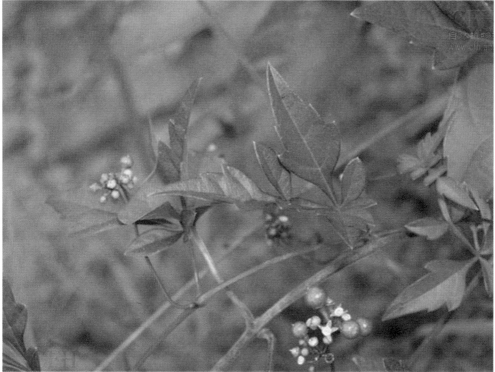

九头狮子草

别名 接骨草、土细辛、万年青、金钗草、四季青、九节篱、铁脚万年青。

来源 为爵床科植物九头狮子草 [*Peristrophe japonica* (Thunb.) Brem.] 的干燥全草。

生境 生长于山坡、林下、路旁、溪边等阴湿处，有栽培。主产于江苏、浙江、福建、湖南、江西、贵州、四川、重庆等地。

采收 夏、秋两季采收，鲜用或晒干。

功用 辛、微苦，凉。发汗解表，清热解毒，镇痉。主治感冒，咽喉肿痛，白喉，小儿消化不良，小儿高热，痈疖肿毒，毒蛇咬伤。

验方 ①黑疱疔：九头狮子草茎叶，捣烂，涂敷。②蛇咬伤：鲜九头狮子草、半枝莲、紫花地丁，加盐卤捣烂，涂敷于咬伤部位。③支气管肺炎：鲜九头狮子草60～90克，捣烂绞汁，调少许盐服。④肺热咳嗽：鲜九头狮子草30克，加冰糖适量，水煎服。

快认指南

①多年生草本，高20～50厘米。根细长，须根黄白色。茎直立，或披散，四棱形，深绿色，节显著膨大。②叶对生，纸质，具短柄，椭圆形或卵状披针形，长3～7厘米，宽0.8～1.5厘米，先端渐尖，基部渐窄，全缘。③聚伞花序短，集生于枝梢的叶腋；每一花下有大小两片叶状苞相托，较花萼大；萼5裂，等大；花冠长2.5厘米，淡红紫色，下部细长筒状，上部分裂为二唇，超出苞外，容易脱落；雄蕊2，着生于花筒内；雌蕊1，子房2室，花柱白色，柱头2裂。④蒴果窄倒卵形，略被柔毛，成熟时纵裂，胎座不弹起，每室具2粒种子，生长于明显种钩上。⑤花期夏、秋两季之间。

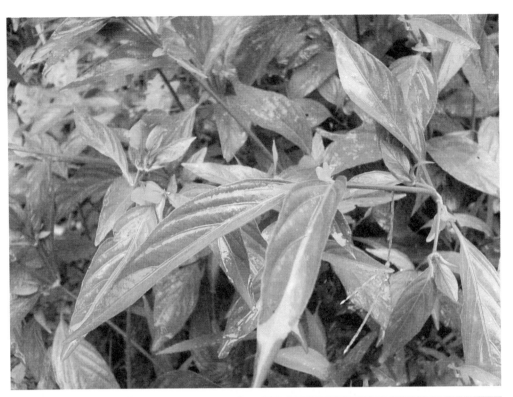

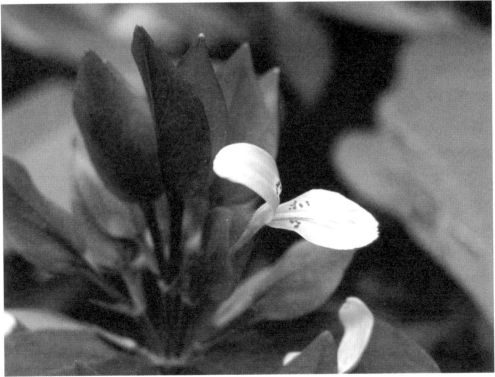

臭草

别名 芸香、臭艾、小香草、荆芥七。

来源 为芸香科芸香属植物芸香 (*Ruta graveolens* L.) 的全草。

生境 生长于林缘、山谷草丛中。南北各地多有栽培。主产于云南、贵州、四川、甘肃、陕西等地。

采收 6～7月花开前割取地上部分，去除杂质，阴干。切段，生用。

功用 辛、微苦，凉。清热解毒，散瘀止痛。主治感冒发热，牙痛，月经不调，小儿湿疹；外用治疮疖肿毒，跌打损伤。

验方 ①泄泻、小便不通：臭草叶，或生或煮食之。②驱除蛔虫：菜籽油煎臭草叶，捣烂敷脐上。③鼻出血：臭草叶捣烂，塞鼻孔。④跌打肿痛：鲜臭草叶15克，捣烂温酒冲服；另用鲜臭草叶捣烂擦伤部。⑤小儿大便肠出：好酒煮臭草叶，捣烂，用布作膏贴之。⑥小儿惊风：鲜臭草15克，酌冲开水炖服，每日2次。

快认指南

①多年生木质草本，高可达1米，全株无毛且多腺点。②叶互生；叶片长6～12厘米，二至三回羽状全裂至深裂，裂片倒卵状长圆形、倒卵形或匙形，长1～2厘米，全缘或微有钝齿。③聚伞花序顶生或腋生；花两性，金黄色，直径约2厘米；萼片4～5，细小，宿存；花瓣4～5，边缘细撕裂状；雄蕊8～10，花盛开时全部雄蕊并列一起竖直且等长；心皮3～5，上部离生。④蒴果4～5室；种子有棱，种皮有瘤状突起。⑤花期4～5月，果期6～7月。

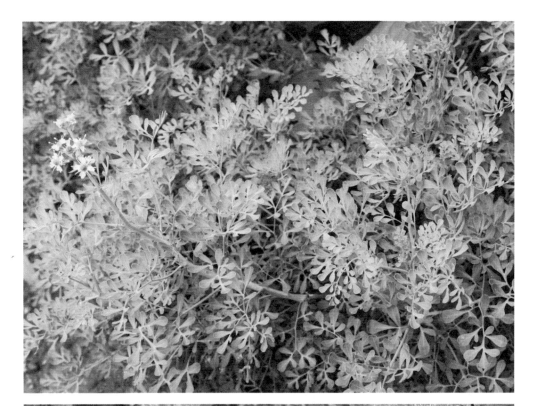

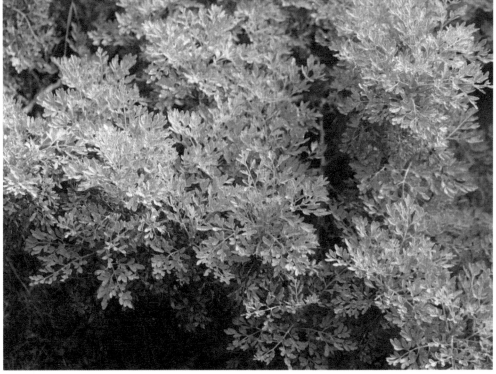

了哥王

别名 地棉皮、山豆了、九信草。

来源 为瑞香科植物南岭荛花 [*Wikstroemia indica* (L.) C. A. Mey.] 的干燥根。

生境 生长于村边、路旁、山坡灌丛中。主产于广东、广西、江西、福建、湖南、贵州等地，浙江、台湾及云南也有分布。

采收 秋至次年春初采挖，洗净晒干，经多次蒸晒去毒后用。

功用 苦、辛，寒；有毒。归心、肺、小肠经。消炎解毒，散瘀逐水。主治支气管炎，肺炎，腮腺炎，淋巴结炎，晚期血吸虫腹水，疮疖痈疽。

验方 ①化脓性骨髓炎：了哥王、八地金牛各10克，铁包金、金刚头、金锁匙、磨盘草、金银花、墨旱莲、鹅不食草、七叶一枝花各15克，加水4000毫升，煎至300毫升，隔日1剂，分2次服用，药渣煎水洗患处。②淋巴结炎初起：鲜了哥王根第二重皮和红糖捣烂敷患处，并取了哥王根30克，水煎服，每日1次。

快认指南

①半常绿小灌木，高达1米，全体平滑无毛。茎直立，多分枝，幼枝红褐色，根皮和茎皮富含绵状纤维，不易折断。②单叶对生，几无柄；叶片倒卵形至长椭圆形，长2~5厘米，宽0.8~1.5厘米，先端钝或短尖，全缘，基部楔形，侧脉多数，极纤细，干时褐色。③黄绿色花，数花簇生于枝顶，排成聚伞花序或呈近无柄的头状花序；花两性，无苞片；花被管状，先端4裂，无毛；雄蕊8，成上下两轮着生花被管内，花丝短，花药椭圆形；子房下位，具圆头状柱头。④核果卵形，熟时鲜红色。⑤花期夏季。

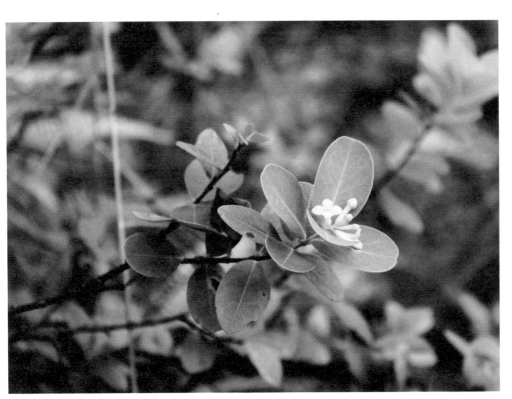

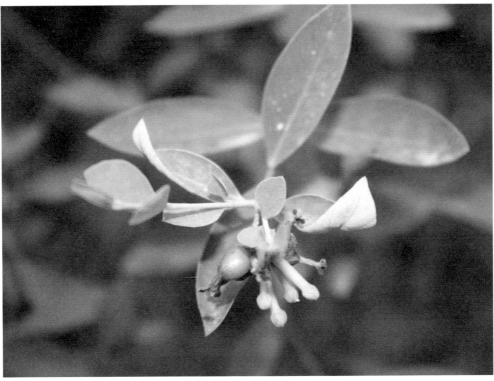

四季青

别名 红冬青、大叶冬青。

来源 为冬青科植物冬青 (*Ilex chinensis* Sims) 的叶。

生境 生长于向阳山坡林缘、灌丛中。主产于我国长江以南各地。

采收 秋、冬两季采摘，鲜用或晒干。

功用 苦、涩，寒。归心、肺经。清热解毒，凉血止血。主治慢性气管炎，肾盂肾炎，细菌性痢疾；外用治烧烫伤，下肢溃疡，麻风溃疡，创伤出血，冻伤，乳腺炎，皮肤皲裂（烧灰调油外搽）。

验方 ①热毒疮疔：四季青鲜叶洗净，加盐少许同捣敷。②外伤出血：四季青鲜叶捣敷或干叶研细末外撒。③风热感冒：四季青、大青叶、鸭跖草各30克，紫苏梗、荆芥各15克，加清水500毫升，浓煎，每次服用10～15毫升，每日3～4次。

快认指南

①常绿乔木，高可达12米。树皮灰色或淡灰色，无毛。②叶互生；叶柄长5～15厘米；叶片革质，通常狭长椭圆形，长6～10厘米，宽2～3.5厘米，先端渐尖，基部楔形，很少圆形，边缘疏生浅锯齿，上面深绿色而有光泽，冬季变紫红色，中脉在下面隆起。③花单性，雌雄异株，聚伞花序着生于叶腋外或叶腋内；花萼4裂，花瓣4，淡紫色；雄蕊4；子房上位。④核果椭圆形，长6～10毫米，熟时红色，内含核4颗，果柄长约5毫米。⑤花期5月，果熟期10月。

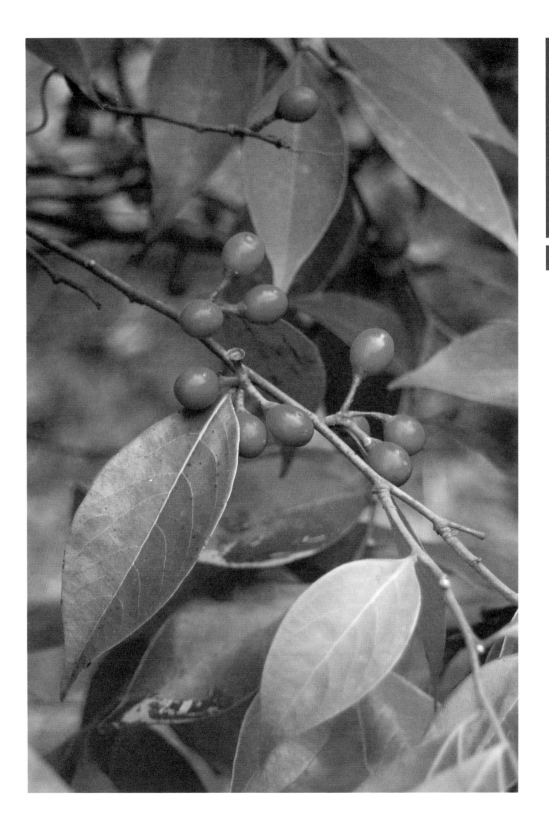

朱砂根

别名 凤凰肠、老鼠尾、山豆根、地杨梅、散血丹、土丹皮、金锁匙。

来源 为紫金牛科植物朱砂根 (*Ardisia crenata* Sims) 的根。

生境 生长于山地林下、沟边、路旁。主产于浙江、安徽、江西、湖南、湖北、四川、重庆、福建、广东、广西等地。

采收 秋后采挖根部，洗净晒干。

功用 苦、辛，凉。清热解毒，散瘀止痛。主治扁桃体炎，急性咽喉炎，白喉，丹毒，淋巴结炎，劳伤吐血，心胃气痛，风湿骨痛，跌打损伤。

验方 ①咽喉肿痛：朱砂根9～15克，水煎服。②肺病、劳伤吐血：朱砂根9～15克，同猪肺炖服。连吃3次为1个疗程。③上呼吸道感染、扁桃体炎、白喉、丹毒、淋巴结炎：朱砂根9～15克，煎服。④跌打损伤、关节风痛：朱砂根9～15克，水煎服。

快认指南

①常绿灌木，高30～150厘米。根肥壮，肉质，多分枝，外皮微红色，断面有小血点，故称朱砂根。茎直立，无毛。②单叶互生，有柄；叶片椭圆形、椭圆披针形或倒披针形，长6～13厘米，宽2～4厘米，先端钝尖，基部楔形，边缘有疏波状圆齿，齿间有黑色腺点，两面均无毛，具稀疏而大的腺点，下面淡绿色。③花较小，淡紫白色有深色腺点，排成顶生或侧生伞形花序，总花梗细长；花萼5裂，裂片卵状椭圆形；花瓣5，卵形，基部连合；雄蕊5，花丝短，花药箭形，超出花冠；子房上位，1室。④核果球形，直径6～7毫米，熟时红色，具腺点，有宿存花萼和细长花柱。⑤花期夏季。

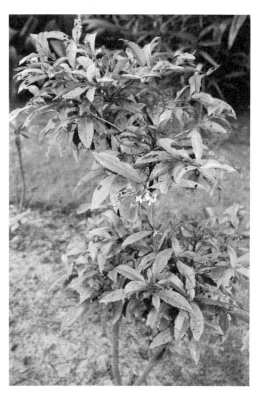

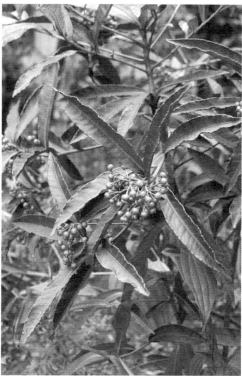

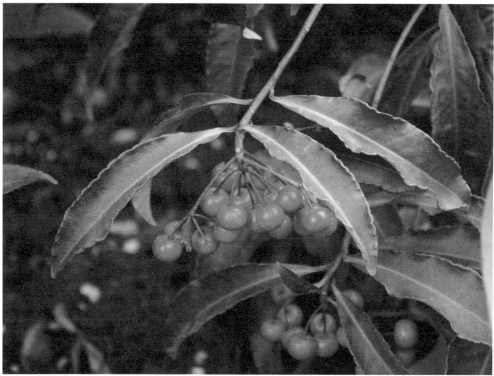

杠板归

别名 河白草、蛇倒退、梨头刺、蛇不过。

来源 为蓼科蔓生草本植物杠板归 (*Polygonum perfoliatum* L.) 的全草。

生境 生长于山谷、灌木丛中或水沟旁。主产于江苏、浙江、福建、江西、广东、广西、四川、重庆、湖南、贵州等地。

采收 夏季花开时采割，晒干。

功用 酸、苦，寒。归胃、大肠、膀胱、肺、肝经。利水消肿，除湿退黄，清热解毒。主治肾炎水肿，百日咳，泻痢，湿疹，疔肿，毒蛇咬伤等。

验方 ①颈淋巴结炎：杠板归9～30克，水煎服，每日1剂；外用鲜全草适量，捣烂敷患处，每日1次。②带状疱疹：鲜杠板归60克，洗净捣烂，加食盐5克拌匀，敷患处。③百日咳：杠板归、海浮石各30克，黛蛤散（冲服）、百部各15克，朱砂1.5克（冲服）。上药除黛蛤散、朱砂（研细）外，余药水煎取汁，冲朱砂、黛蛤散服，每日1剂，分2次服用。

快认指南

①蔓生草本，长3～4米。茎蔓延弯曲，多分枝，草质，有棱，棱上有倒生的钩状刺，基部木质化，有时带红色。②单叶互生，有长柄，柄上亦密生倒钩刺；叶片盾状三角形，长与宽均为2～5厘米，先端钝或微尖，全缘，无毛，通常下面中脉及脉纹上都有钩刺；托叶鞘草质，圆形或卵形，抱茎。③短穗状花序，顶生或生在上部的叶腋，白色或淡红紫色花，通常包在圆形苞片内；花被5深裂，裂片在果时增大；雄蕊8。④瘦果球形，坚硬，棕黑色，有光泽，成熟时完全包于深蓝色多汁的肉质花被内。⑤花期夏季。

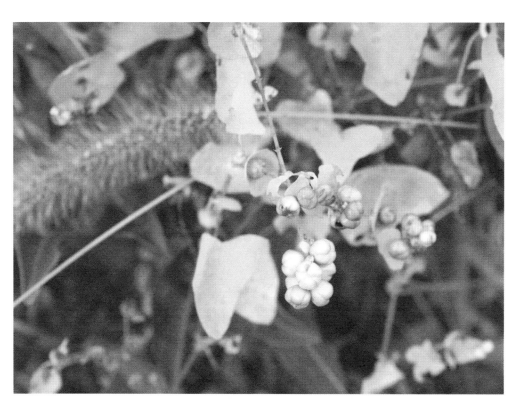

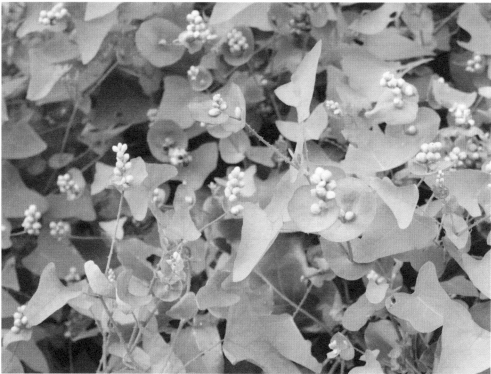

万年青根

别名 开口剑、斩蛇剑、牛尾七、冲天七、白河车、竹根七、铁扁担、青龙胆。

来源 为百合科植物万年青 (*Rohdea japonica* Roth.) 的根及根茎。

生境 栽培于庭园，或野生于阴湿的林下、山谷。主产于湖南、湖北、江西、四川、重庆、贵州、福建、台湾、广东、江苏、安徽、浙江等地。

采收 全年可采，挖取根及根茎，除去茎叶及须根后，洗净，晒干或烘干。

功用 苦、微甘，寒；有小毒。归肺、肝、心经。凉血止血，清热解毒，利尿。主治白喉，白喉性心肌炎，咽喉肿痛，狂犬咬伤，细菌性痢疾，风湿性心脏病，心力衰竭。外用治跌打损伤，毒蛇咬伤，烧烫伤，乳腺炎，痈疖肿毒。

验方 ①流行性腮腺炎：新鲜万年青根20～30克，切碎捣烂，敷患处，早、晚各换药1次。②痔疮肿痛难行：猪腿骨去两头，同万年青根入砂锅内，水煮，趁热熏，温洗，每日3次。

快认指南

①多年生常绿草本。无地上茎。根状茎粗短，黄白色，有节，节上生多数细长须根。②叶自根状茎丛生，质厚，披针形或带形，长10～25厘米，宽2.5～5.5厘米，边缘略向内折，基部渐窄呈叶柄状，上面深绿色，下面浅绿色，直出平行脉多条，主脉较粗。③从叶丛中生出花葶，长10～20厘米；花多数，丛生于顶端，排列成短穗状花序；花被片6，淡绿白色，卵形至三角形，头尖，基部宽，下部愈合成盘状；雄蕊6，无柄，花药长椭圆形；子房球形，花柱短，柱头3裂。④浆果球形，橘红色；内含种子1粒。⑤花期春、夏两季。

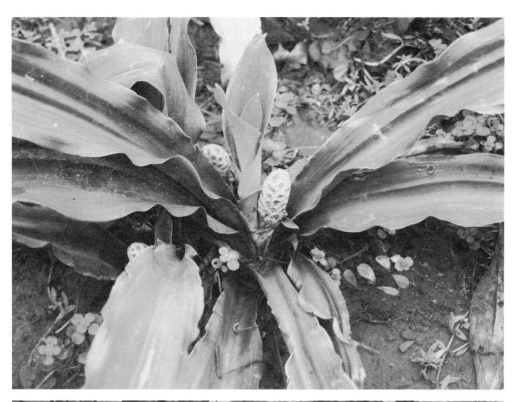

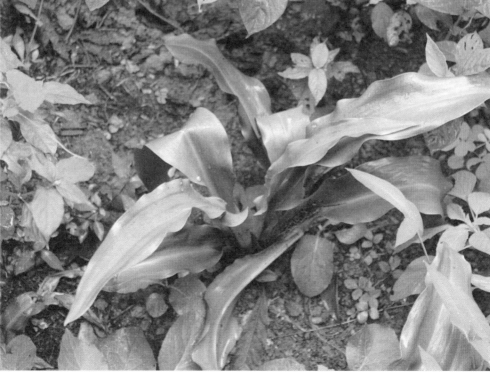

佛甲草

别名 火烧草、半支连、火焰草、铁指甲、佛指甲、狗牙半支。

来源 为景天科植物佛甲草 (*Sedum lineare* Thunb.) 的全草。

生境 生长于低山阴湿处或山坡、山谷岩石缝中。主产于中南及陕西、甘肃、江苏、安徽、浙江、江西、福建、台湾、四川、重庆、贵州、云南等地。

采收 夏、秋两季拔出全株，洗净，放开水中烫一下，捞起，晒干或烘干。

功用 甘、淡，寒。归心、肺、肝、脾经。清热解毒，利湿，止血。主治咽喉肿痛，目赤肿毒，热毒痈肿，疔疮，丹毒，缠腰火丹，烫火伤，毒蛇咬伤，黄疸，湿热泻痢，便血，崩漏，外伤出血，扁平疣。

验方 ①喉火：佛甲草15克，捣烂，加蛋清开水冲服。②咽喉肿痛：鲜佛甲草30克，捣绞汁，加米醋少许，开水一大杯冲漱喉，每日数次。

快认指南

①多年生肉质草本，高10～20厘米。全体无毛，根多分枝，茎纤细倾卧，着地部分节节生根。②叶3～4片轮生，偶有对生或互生；近无叶柄；叶片条形至披针形，质肥厚，长2～2.5厘米，宽约2毫米，先端钝尖，基部有短距。③聚伞花序，顶生，有2～3分枝；花细小，疏生，无梗；萼片5，线状披针形，不等长，长1.5～7毫米；花瓣5，黄色，长圆状披针形，长4～6毫米，先端急尖，基部渐狭；雄蕊10，2轮，均较花瓣短；鳞片5，宽楔形至四方形，上端截形或微缺；心皮5，长4～6毫米。④蓇葖果，成熟时呈五角星状。种子细小，卵圆形，具小乳状突起。⑤花期5～6月，果期7～8月。

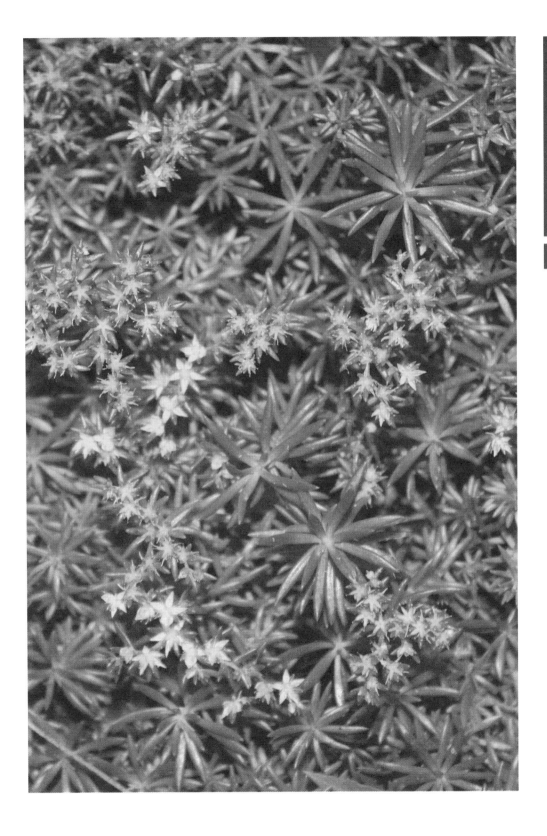

蟛蜞菊

别名 路边菊、马兰草、黄花龙舌草、黄花曲草、龙舌草。

来源 为菊科蟛蜞菊属植物蟛蜞菊 [*Wedelia chinensis* (Osb.) Merr.] 的全草。

生境 多生长于沿海地区的水沟边或湿地上。主产于广东、广西、福建等地。

采收 夏、秋两季采收，洗净，鲜用或晒干。

功用 甘、微酸，凉。清热解毒，化痰止咳，凉血平肝。主治麻疹，感冒发热，白喉，咽喉炎，扁桃体炎，支气管炎，肺炎，百日咳，咯血，高血压；外用治疗疮疖肿。

验方 ①痢疾：蟛蜞菊30克，鹅掌金星、金锦香各15克，水煎服。②肺炎：蟛蜞菊、爵床各30克，败酱草、火炭母各60克，水煎服。③牙龈红肿疼痛，发热，口渴：蟛蜞菊30克，栀子根6克，水煎服。④咳嗽：蟛蜞菊30克，半边莲、匍伏蔓各15克，水煎，冲白糖服。⑤咯血：鲜蟛蜞菊60克，鲜积雪草、鲜一点红各30克，捣烂绞汁冲蜜服。⑥风湿性关节炎：蟛蜞菊、海金沙、薏苡仁根各30克，炖豆腐服。

快认指南

①多年生草本，长30～60厘米，全株深绿色，被短刚毛，揉之淡黑色。匍匐茎绿色，细长，着地抽枝生根；直立茎高20～50厘米，被糙毛。②叶对生，椭圆状披针形，长2.5～7厘米，先端短尖或钝，基部窄而近无柄，有主脉3条，边缘近全缘或具大齿。③夏季开花，头状花序单生于叶腋或枝顶，直径约2厘米，总苞片2层，披针形或椭圆形，外层近叶状，边花舌状，雌性；中央花管状，两性，黄色。④瘦果扁平。⑤花期夏季。

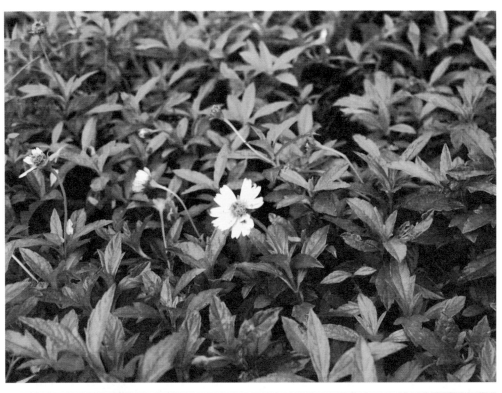

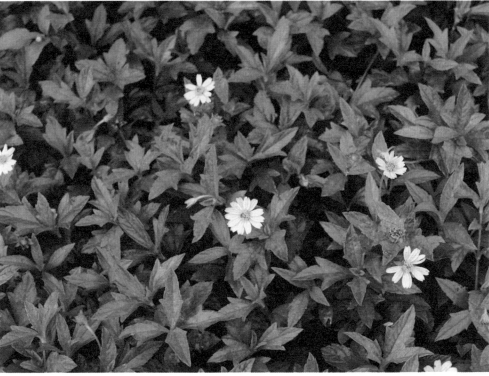

翻白草

别名 鸡腿儿、山萝卜、天藕儿、鸡脚草、白头翁、老鸦爪、茯苓草、黄花地丁。

来源 为蔷薇科委陵菜属植物翻白草 (*Potentilla discolor* Bunge) 的全草或根。

生境 生长于山坡、路旁、草地。主产于河北、安徽等地。

采收 夏、秋两季采收。未开花时连根挖取，除净泥土，晒干。

功用 苦、甘，平。归肝、大肠经。清热解毒，消肿止血。主治痢疾，疟疾，肺脓肿，咯血，呕血，便血，崩漏，痈肿，疔疮，癣疥。

验方 ①皮肤或下肢溃疡：翻白草60克，苦参30克，煎汤熏洗患处，每日1次。②呕血、咯血、衄血、便血等血热出血：翻白草15克，阿胶9克，水煎服。③热毒疖肿、淋巴结炎、疔疮、湿疹：翻白草捣敷患处。④慢性鼻炎、咽炎、口疮：翻白草15克，紫花地丁12克，水煎服。

快认指南

①多年生草本，高15～30厘米。根多分枝，下端肥厚，呈纺锤状。茎上升向外倾斜，多分枝，表面具白色卷茸毛。②基生叶丛生，奇数羽状复叶，小叶5～9；茎生叶小，为三出复叶，顶端叶近无柄，小叶长椭圆形或狭长椭圆形，先端锐尖，基部楔形，边缘具锯齿，正面稍有柔毛，背面密被白色绵毛；托叶披针形或卵形，亦被白绵毛。③花黄色，聚伞状排列；花萼绿色，宿存，5裂，裂片卵状三角形，副萼线形，内面光滑，外面均被白色绵毛；花瓣5，倒心形，凹头；雄蕊和雌蕊多数，子房卵形而扁，花柱侧生，乳白色，柱头小，淡紫色。瘦果卵形，淡黄色。④花期5～8月，果期8～10月。

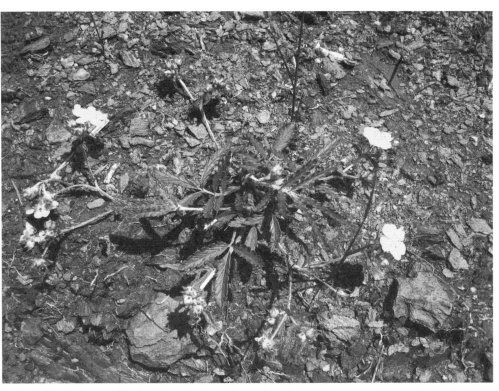

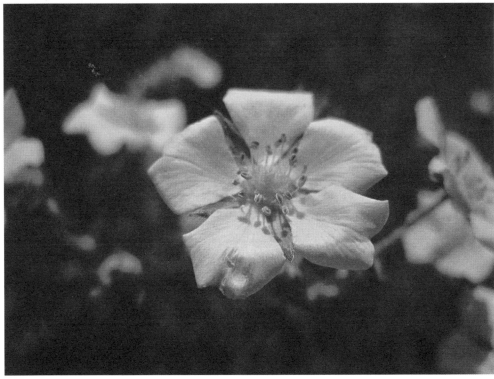

大蒜

别名 独头蒜、紫皮蒜。

来源 为百合科多年生草本植物大蒜 (*Allium sativum* L.) 的鳞茎。

生境 全国各地均有栽培。

采收 夏初叶枯萎时采挖，除去泥沙，于通风处晾干或烘烤至外皮干燥，生用。

功用 辛，温。归脾、胃、肺经。清热解毒，消肿，杀虫，止痢。用于疮疡痈肿，疥癣，肺痨，顿咳，泄泻，痢疾，白秃癣疮，蛇虫咬伤。

验方 ①蛲虫病：新鲜大蒜，每50克加水200毫升，微火煮烂，纱布过滤，装瓶中备用。选用大号注射器接上导尿管，吸取煎汁灌肠，每次注入10～15毫升，于下午4：00～5：00或8：00～9：00进行。②关节炎：大蒜头（去皮）100克，捣成糊状，李树皮50克，加水100毫升，煎取20毫升，生姜10克，捣烂取汁，加蜂蜜6克调匀，调成糊剂，摊在塑料布上，厚约0.2厘米，外敷关节周围，外用绷带包扎固定，待局部有发热、刺痛感30～50分钟后，除去敷药，暴露患部即可，9～50日为1个疗程。

快认指南

①多年生草本，具强烈蒜臭气。鳞茎大型，具6～10瓣，外包灰白色或淡棕色膜质鳞被。②叶基生，实心，扁平，线状披针形，宽约2.5厘米，基部呈鞘状。③花茎直立，高约60厘米；佛焰苞有长喙，长7～10厘米；伞形花序，小而稠密，具苞片1～3枚，片长8～10厘米，膜质，浅绿色；花小，花间多杂以淡红色珠芽，长4毫米，或完全无珠芽；花柄细，长于花；花被片6，粉红色，椭圆状披针形；雄蕊6，白色，花药突出；雌蕊1，花柱突出，白色，子房上位，长椭圆状卵形，先端凹入，3室。④蒴果，1室开裂。种子黑色。⑤花期夏季。

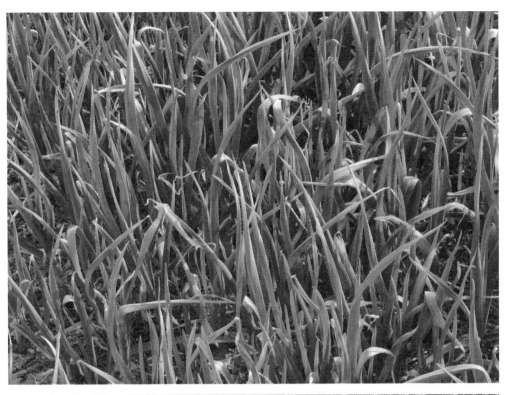

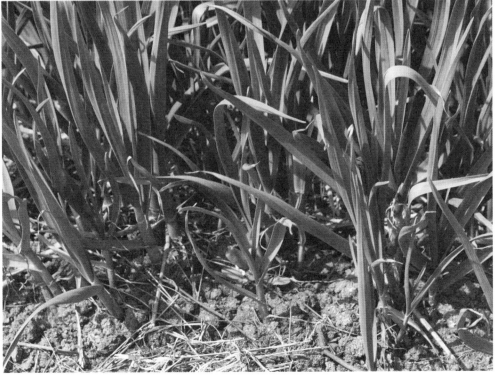

冬凌草

别名 冰凌花、冰凌草、六月令、彩花草、山香草、雪花草。

来源 为唇形科香茶菜属植物碎米桠 [*Rabdosia rubescens* (Hemsl.) Hara] 的全草。

生境 生长于山坡、灌木丛、林地及路边向阳处。主产于河北、山西、陕西、甘肃、安徽、浙江、江西、河南、湖北、湖南、广西、四川、贵州等地。

采收 秋季采收，洗净，晒干。

功用 苦、甘，微寒。归肺、胃、肝经。清热解毒，活血止痛。用于咽喉肿痛，症瘕腹痛，蛇虫咬伤。

验方 ①感冒、头痛：冬凌草250克，水煎洗患处。②风湿骨痛、关节炎：冬凌草90克，泡酒500毫升，早、晚各服50毫升。

快认指南

①多年生草本植物或亚灌木，一般高30～130厘米。茎直立，茎高30～100厘米，最高150厘米，地上茎部分木质化，中空，基部浅褐色，上部浅绿色至浅紫色；无毛纵向剥落，茎上部表面红紫色，有柔毛；质硬脆，断面淡黄色。②叶对生，有柄，叶片皱缩，展平后呈卵形或棱状卵圆形，先端锐尖或渐尖，基部楔形，骤然下延成假翅，边缘具粗锯齿，齿尖具胼胝体，上表面为棕绿色，有腺点，疏被柔毛，下表面淡绿色。③花冠淡蓝色或淡紫红色，二唇形，上唇外反，先端具4圆裂，下唇全缘，通常较上唇长，常呈舟状，花冠基部上方常呈浅囊状；雄蕊4，伸出花冠外，花柱先端相等2浅裂，花盘杯状。④小坚果倒卵状三棱形，褐色无毛。⑤花期8～10月，果期9～11月。

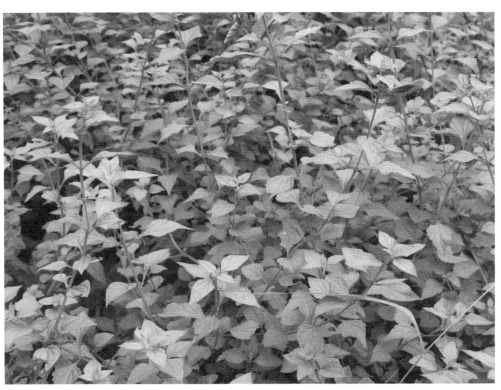

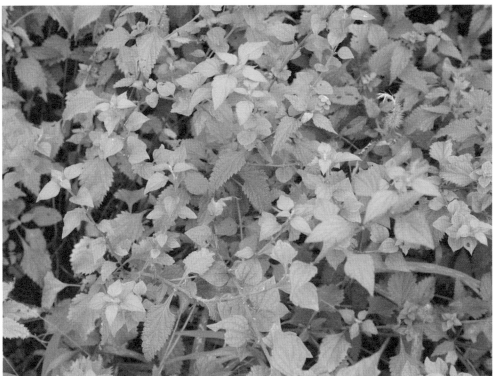

天葵子

别名 地丁子、天葵根、散血珠、天去子、紫背天葵子。

来源 为毛茛科植物天葵 [*Semiaquilegia adoxoides* (DC.) Makino] 的干燥块根。

生境 生长于丘陵或低山林下、草丛、沟边等阴湿处。主产于江苏、湖南、湖北等地。

采收 夏初采挖，洗净，干燥，除去须根。

功用 甘、苦，寒。归肝、胃经。清热解毒，消肿散结。用于痈肿疔疮，乳痈，痰核，瘰疬，蛇虫咬伤。

验方 ①小儿惊风：天葵子5克，研末，开水吞服。②胃热气痛：天葵子6克，捣烂，开水吞服。③虚咳、化痰：天葵子9克，炖肉吃。④骨折：天葵子、桑白皮、水冬瓜皮、玉枇杷各50克，捣蓉，正骨后包患处；另取天葵子50克，泡酒500毫升，每次服药酒15毫升。

快认指南

①多年生小草本。块根肉质，略呈纺锤形或椭圆形，长1～2.5厘米，粗3～6毫米，外皮棕黑色，下部有细长支根和须根。茎高10～32厘米，数枝自块根丛出，有疏柔毛，分枝。②基生叶多数，为一回三出复叶，叶柄长3～12厘米；小叶扇状菱形或倒卵状菱形，长0.6～2.5厘米，宽1～2.8厘米，3深裂，裂片疏生粗齿，上面绿色，下面常紫色，故有紫背天葵之名。③花序有二至数朵花；萼片5，花瓣状，白色，常带淡紫色，窄椭圆形，长4～6毫米；花瓣小，匙形，长2.5～3.5毫米，基部短管状；雄蕊8～14，退化雄蕊约2；心皮3～5，花柱短。④蓇葖果长6～7毫米。⑤花期3～4月。

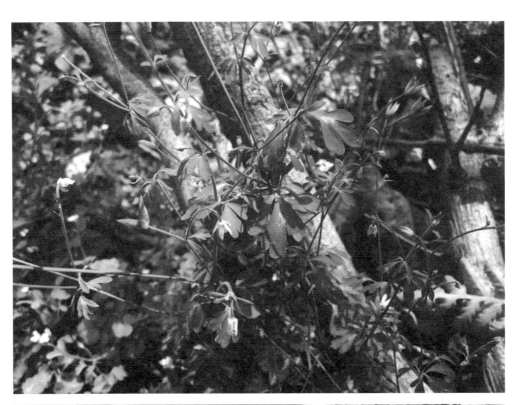

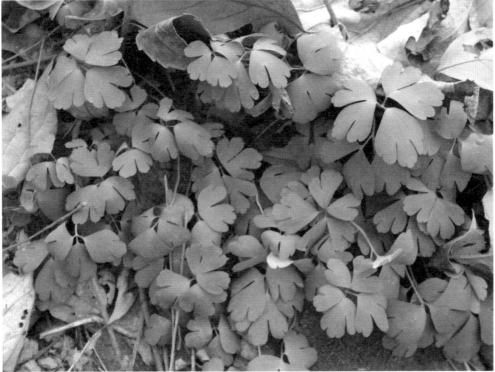

土贝母

别名 土贝、草贝、大贝母、地苦胆。

来源 为葫芦科植物土贝母 [*Bolbostemma paniculatum* (Maxim.) Franquet] 的干燥块茎。

生境 生长于山坡或平地。分布于河南、河北、山东、山西、陕西、甘肃、云南等地。

采收 秋、冬两季采挖，洗净泥土，将连接的小瓣剥下，蒸透后晒干。

功用 苦，微寒。归肺、脾经。解毒，散结，消肿。用于乳痈，瘰疬，痰核。

验方 ①乳痈初起：土贝母、白芷各等份，研为细末，每服9克，陈酒热服，护暖取汗即消，重者再一服。②疬串：牛皮胶（水熬化）30克，入土贝母末15克，摊油纸上贴之。③颈淋巴结结核未破者：土贝母9克，水煎服，同时用土贝母研粉，醋调外敷。

快认指南

①攀缘性蔓生草本。块茎肉质，白色，扁球形，或不规则球形，直径达3厘米。茎纤弱，有单生的卷须。②叶互生，具柄；叶片心形，长宽均4~7厘米，掌状深裂，裂片先端尖，表面及背面粗糙，微有柔毛，尤以叶缘为显著。③腋生疏圆锥花序；花单性，雌雄异株；花萼淡绿色，基部合生，上部5深裂，裂片窄长，先端渐尖，呈细长线状；花冠与花萼相似，但裂片较宽；雄蕊5，花丝1枚分离，其余4枚基部两两成对连合；雌花子房下位，3室，柱头6枚。④蒴果圆筒状，成熟后顶端盖裂。种子4枚，斜方形，表面棕黑色，先端具膜质翅。⑤花期6~7月，果期8~9月。

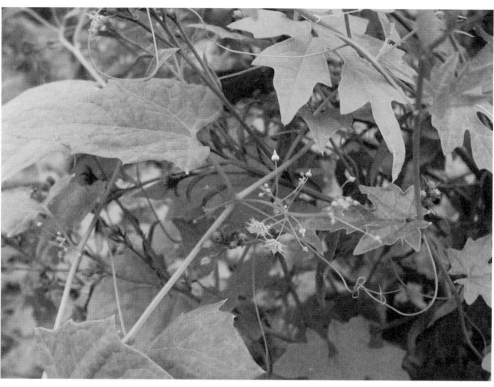

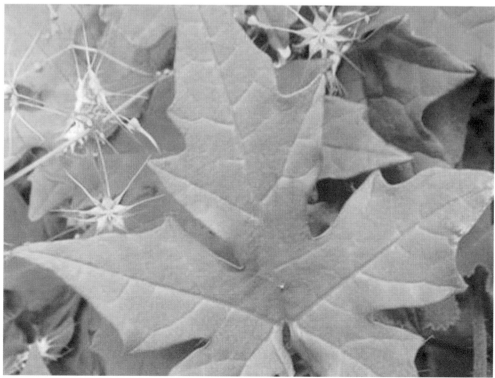

菥蓂

别名　大荠、蔑菥、大蕺、析目、老荠、遏蓝菜、花叶荠。

来源　为十字花科植物菥蓂 (*Thlaspi arvense* L.) 的干燥地上部分。

生境　生长于平地路旁、沟边或村落附近。几乎遍布全国。亚洲其他地区、欧洲及非洲北部也有分布。

采收　夏季果实成熟时采割，除去杂质，干燥。

功用　辛，微寒。归肝、胃、大肠经。清肝明目，和中利湿，解毒消肿。用于目赤肿痛，脘腹胀痛，胁痛，肠痈，水肿，带下，疮疖痈肿。

验方　①肾炎：菥蓂鲜草30~60克，水煎服。②产后子宫内膜炎：菥蓂干全草15克，水煎调红糖服。③胬肉：菥蓂适量，捣汁点服。④产后瘀血痛：菥蓂15克，水煎，冲失笑散（五灵脂、蒲黄）10克服。

快认指南

①一年生直立草本，高20~40厘米，无毛；茎圆柱形，具分枝和粉绿色表面。②单叶互生，根生叶具短柄，茎生叶无柄，基部抱茎；叶片椭圆形、倒卵形或披针形，长2.5~5厘米，宽1~2厘米，先端尖，基部尖形，边缘具稀疏浅齿或粗齿，两面粉绿色，中脉在背面隆起，侧脉不明显。③总状花序腋生及顶生，长10~20厘米，白色；花萼4片，卵形，长2~2.5毫米，宽1.5毫米，边缘白色膜质；花瓣4，十字形排列，倒卵圆形；雄蕊6，四强，花药卵形，2室，纵裂，花丝粗壮；雌蕊1，子房卵圆形略扁，先端微凹，2室。④短角果扁平，卵圆状，具宽翅，先端深裂，熟时淡黄色，沿中央顶端向下开裂。种子小，卵圆形，扁平。⑤花期4~7月，果期5~8月。

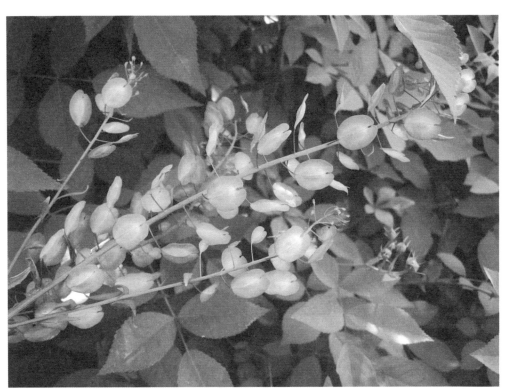

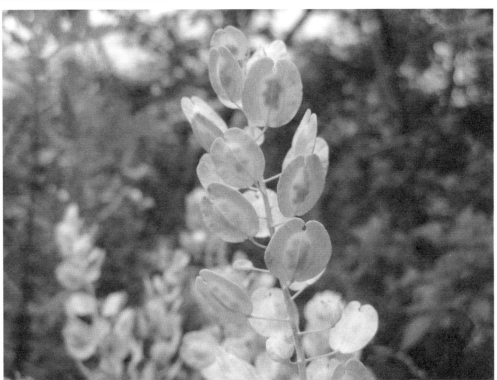

功劳木

别名 土黄柏、土黄连、八角刺、黄柏刺、黄天竹、黄连刺。

来源 为小檗科植物阔叶十大功劳 [*Mahonia bealei* (Fort.) Carr.] 或细叶十大功劳 [*Mahonia fortunei* (Lindl.) Fedde] 的干燥茎。

生境 生长于山坡及灌木丛中，也有栽培。主产于华南、华中及华东等地。

采收 全年可采，晒干。

功用 苦，凉。归肺经。补肺气，退潮热，益肝肾。主治肺结核潮热，咳嗽，咯血，腰膝无力，头晕，耳鸣，肠炎腹泻，黄疸型肝炎，目赤肿痛等。

验方 ①感冒发热口渴：鲜十大功劳叶30克，黄荆叶15克，水煎服。②赤白带下：鲜十大功劳叶、白英、仙鹤草各30克，水煎服。③咯血、失眠：十大功劳叶12克，水煎服。④慢性支气管炎：鲜十大功劳叶、虎杖根、枇杷叶各30克，水煎服。

快认指南

阔叶十大功劳：①常绿灌木，高1~4米。茎表面土黄色或褐色，粗糙，断面黄色。②叶互生，厚革质，具柄，基部扩大抱茎；奇数羽状复叶，长25~40厘米，小叶7~15，侧生小叶无柄，阔卵形，大小不等，长4~12厘米，宽2.5~4.5厘米，顶生小叶较大，有柄，先端渐尖，基部阔楔形或近圆形，边缘反卷，每边有2~8枚大的刺状锯齿，上面深绿色，有光泽，下面黄绿色。③总状花序生于茎顶，直立，长5~10厘米，6~9个簇生，小苞片1；萼片9，排成3轮；花黄褐色，花瓣6，长圆形，先端2浅裂，基部有2蜜腺；雄蕊6；雌蕊1。④浆果卵圆形，直径约5毫米，成熟时蓝黑色，被白粉。⑤花期8~10月，果期10~12月。

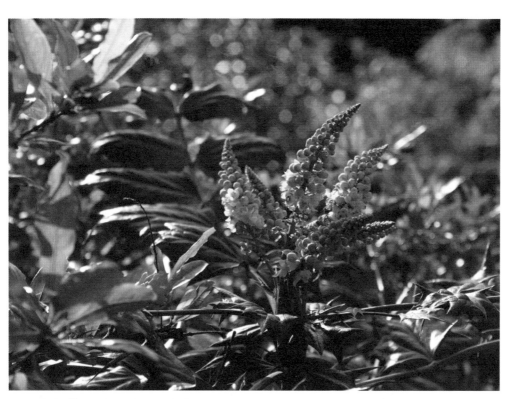

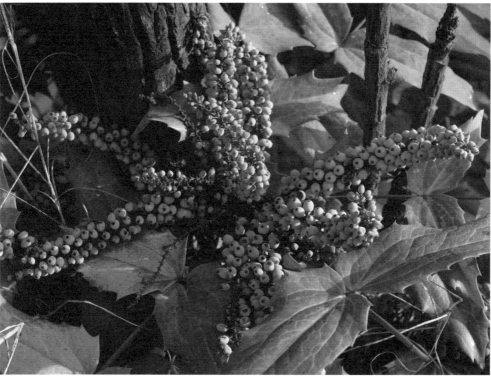

三颗针

别名 小檗、刺黄连、土黄连。

来源 为小檗科植物拟獴猪刺 (*Berberis soulieana* Schneid.)、小黄连刺 (*Berberis wilsonae* Hemsl.)、细叶小檗 (*Berberis poiretii* Schneid.) 或匙叶小檗 (*Berberis vernae* Schneid.) 等同属数种植物的干燥根。

生境 生长于海拔1000~2000米的向阳山坡、荒地、路旁及山地灌丛中。主产于湖北、四川、贵州、陕西、甘肃、宁夏、西藏等地。

采收 春、秋两季采挖，除去泥沙和须根，晒干或切片晒干。

功用 苦，寒；有毒。归肝、胃、大肠经。清热燥湿，泻火解毒。用于湿热泻痢，黄疸，咽喉肿痛，目赤，聤耳流脓，湿疹湿疮，痈肿疮毒。

验方 痢疾、肠炎、腹泻：三颗针15克，水煎服；或三颗针、秦皮、黄连、白头翁各9克，木香、陈皮各6克，水煎服。

快认指南

细叶小檗：①落叶灌木，高1~2米，老枝灰褐色，具光泽，幼枝紫褐色，密生黑色疣状突起，刺短小，通常单一，生于老枝或干枝条下端的刺有时3分叉，长4~9毫米。②叶簇生；无柄；纸质；叶片狭倒披针形或披针状匙形，长1.5~4厘米，宽5~10毫米，先端急尖，基部楔形，全缘，上面鲜绿色，下面淡绿或灰绿色，具羽状脉。③总状花序下垂，长3~6厘米，有花6~20朵；萼片6，花瓣状，排成2轮，长圆形或倒卵形；花黄色，外面带红色，直径6毫米，花瓣6，倒卵形，较萼片稍短；雄蕊6，长约1.5毫米；子房圆柱形，内含胚珠2粒，无花柱，柱头扁平。④浆果长圆形，长约9毫米，熟时红色。种子倒卵形，表面光滑，紫黑色。⑤花期5~6月，果期7~8月。

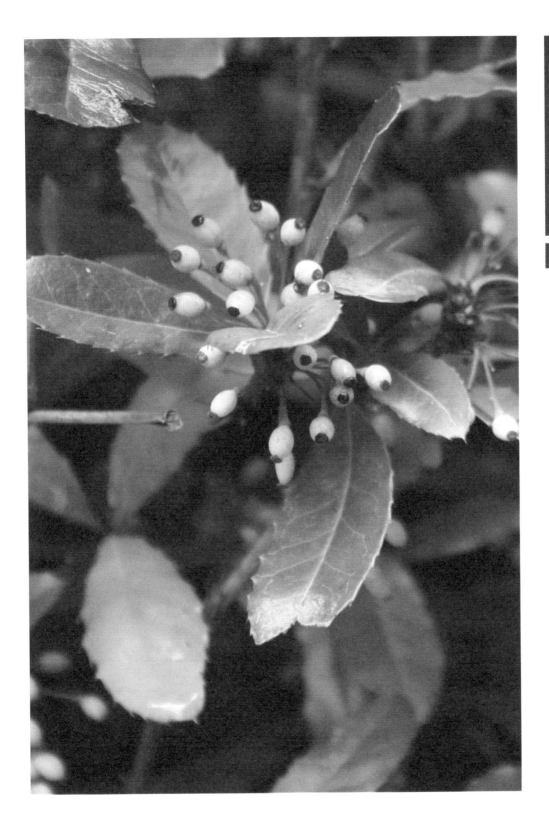

地黄

别名　生地、鲜地黄、生地黄、鲜生地。

来源　为玄参科植物地黄 (*Rehmannia glutinosa* Libosch.) 的新鲜或干燥块根。

生境　生长于山坡、田埂、路旁。主产于河南、辽宁、河北、山东、浙江等地。多栽培。

采收　秋季采挖，除去芦头、须根及泥沙，鲜用或将地黄缓缓烘焙至约八成干。前者习称"鲜地黄"，后者习称"生地黄"。

功用　甘、苦，寒。归心、肝、肾经。清热生津，凉血，止血。用于热病伤阴，舌绛烦渴，温毒发疹，吐血，衄血，咽喉肿痛。

验方　①病后虚汗、口干心躁：地黄250克，水煎，分3次服用，1日服完。②吐血咳嗽：地黄末，酒服5克，每日3次。③血热生癣：地黄汁频服。④肝肾阴亏、虚热动血、胸腹膨胀：地黄、白茅根各30克，丹参15克，川楝子9克，水煎服。⑤风湿性关节炎：地黄90克，切碎，加水600～800毫升，煮沸约1小时，得药汁约300毫升，为1日量，1次或2次服完。

快认指南

①多年生草本，高25～40厘米，全株密被长柔毛及腺毛。块根肥厚。②叶多基生，倒卵形或长椭圆形，基部渐狭下延成长叶柄，边缘有不整齐钝锯齿。茎生叶小。③总状花序，花微下垂，花萼钟状，花冠筒状，微弯曲，二唇形，外面紫红色，里面黄色有紫斑。④蒴果卵圆形，种子多数。⑤花期4～5月，果期5～6月。

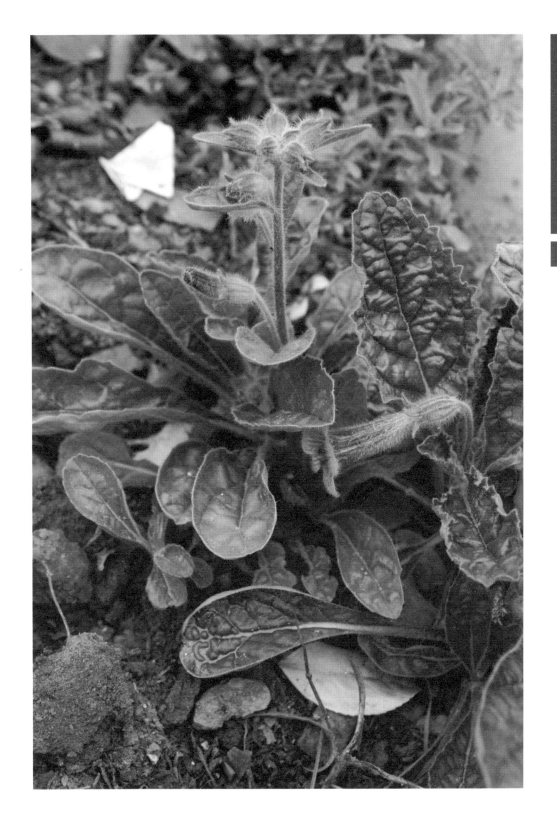

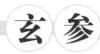

别名 玄台、馥草、黑参、逐马、元参。

来源 为玄参科植物玄参 (*Scrophularia mingpoensis* Hemsl.) 的干燥根。

生境 生长于溪边、山坡林下及草丛中。主产于浙江、湖北、江苏、江西、四川等地。

采收 冬季茎叶枯萎时采挖，除去根茎、幼芽、须根及泥沙，晒或烘至半干，堆放3~6日，反复数次至干燥。

功用 甘、苦、咸，微寒。归肺、胃、肾经。清热凉血，滋阴降火，解毒散结。用于热入营血，温毒发斑，舌绛烦渴，津伤便秘，骨蒸劳嗽，目赤，咽痛，白喉，痈肿疮毒。

验方 ①慢性咽喉肿痛：玄参、生地黄各15克，连翘、麦冬各10克，水煎服。②热毒壅盛、高热神昏、发斑发疹：玄参、甘草各10克，石膏30克，知母12克，水牛角60克，粳米9克，水煎服。

快认指南

①多年生草本，高60~120厘米。根圆锥形或纺锤形，长达15厘米，下部常分叉，外皮灰黄褐色，干时内部变黑。茎直立，四棱形，常带暗紫色，有腺状柔毛。②叶对生，近茎顶者互生，有柄，向上渐短；叶片卵形至卵状披针形，长7~20厘米，宽3.5~12厘米，先端渐尖，基部圆形或宽楔形，边缘具细密锯齿，无毛或下面脉上有毛。③花序顶生，聚伞花序疏散开展，呈圆锥形；花梗细长，有腺毛；萼钟形，5裂；花冠管壶状，有5个圆形裂片；雄蕊4，另一个退化雄蕊呈鳞片状，贴生在花冠管上；雌蕊1，子房上位，花柱细长，柱头短裂。④蒴果卵圆形，端有喙，稍超出宿萼之外。⑤花期7~8月。

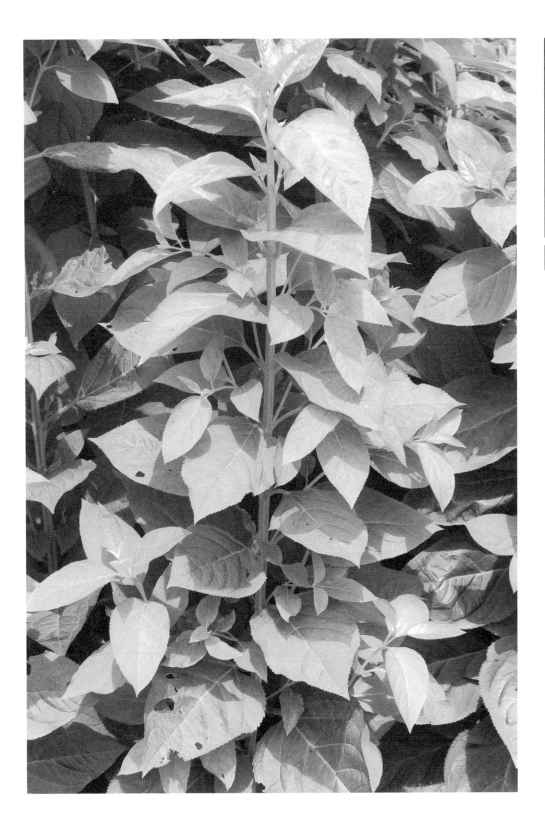

牡丹皮

别名 丹皮、丹根、牡丹根皮。

来源 为毛茛科植物牡丹 (*Paeonia suffruticosa* Andr.) 的干燥根皮。

生境 生长于向阳、不积水的斜坡、沙质地。全国各地多有分布。

采收 秋季采挖根部，除去细根和泥沙，剥取根皮，晒干。

功用 苦、辛，微寒。归心、肝、肾经。清热凉血，活血化瘀。用于热入营血，温毒发斑，吐血衄血，夜热早凉，无汗骨蒸，经闭痛经，痈肿疮毒，跌打伤痛。

验方 ①痛经：牡丹皮6~9克，仙鹤草、六月雪、槐花各9~12克，水煎，冲黄酒、红糖，经行时早、晚空腹服。②肾虚腰痛：牡丹皮、萆薢、白术、肉桂（去粗皮）各等份，捣罗为散，每次15克，温酒调下。③过敏性鼻炎：牡丹皮9克，水煎服，每日1剂，10日为1个疗程。④牙痛：牡丹皮、防风、生地黄、当归各20克，升麻15克，青皮12克，细辛5克，水煎服。⑤阑尾炎初起、腹痛便秘：牡丹皮12克，生大黄8克，大血藤、金银花各15克，水煎服。

快认指南

①落叶灌木，高1~2米。树皮黑灰色，分枝短而粗。②叶纸质，通常为二回三出复叶；顶生小叶长达10厘米，3裂近中部，裂片上部3浅裂或不裂，侧生小叶较小，斜卵形，不等2浅裂或不裂，上面绿色，无毛，下面有白粉，只在中脉上有疏毛或近无毛。③花单生枝顶，大，直径10~20厘米；萼片5，绿色；花瓣5，或为重瓣，白色，红紫色或黄色，倒卵形，顶端常2浅裂；雄蕊多数，花药黄色；花盘杯状，红紫色，包住心皮，在心皮成熟时裂开；心皮5，密生柔毛。④蓇葖果卵形，密生褐黄色毛。⑤花期夏季。

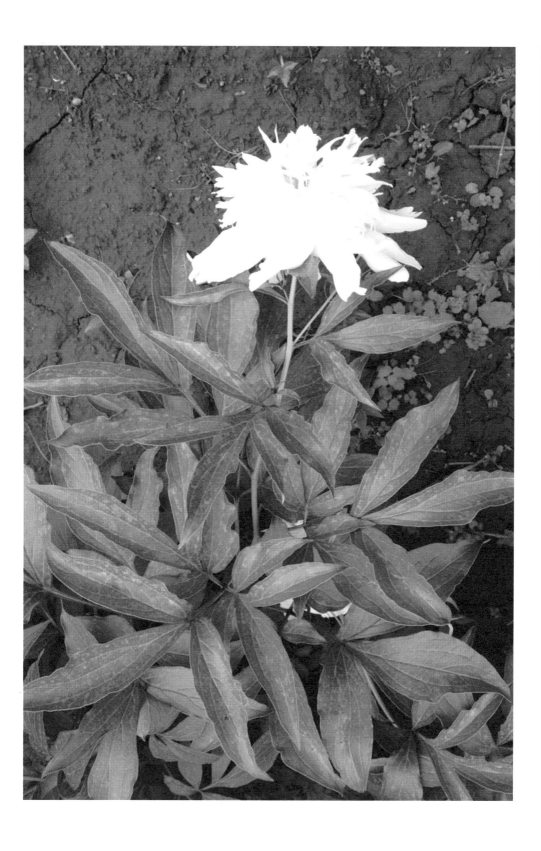

赤芍

别名 山芍药、木芍药、草芍药、红芍药、赤芍药。

来源 为毛茛科植物川赤芍 (*Paeonia veittchii* Lynch) 或芍药 (*Paeonia lactiflora* Pall.) 的干燥根。

生境 生长于山坡林下草丛中及路旁。主产于内蒙古、辽宁、吉林、甘肃、青海、新疆、河北、安徽、陕西、山西、四川、贵州等地。

采收 春、秋两季采挖，除去根茎、须根及泥沙，晒干。

功用 苦，微寒。归肝经。清热凉血，散瘀止痛。用于热入营血，温毒发斑，吐血衄血，目赤肿痛，肝郁胁痛，经闭痛经，跌打损伤。

验方 ①血瘀疼痛、经闭痛经：赤芍、延胡索、香附、乌药、当归各6克，水煎服。②胁肋瘀痛：赤芍9克，青皮、郁金各6克，水煎服。③血瘀头痛：赤芍、川芎各9克，当归、白芷、羌活各6克，水煎服。④冠心病、心绞痛：赤芍10克，丹参20克，降香、川芎各15克，水煎服。⑤子宫肌瘤：赤芍、茯苓、桂枝各15克，牡丹皮10克，桃仁、莪术、三棱各12克，水煎服，每日1剂。

快认指南

川赤芍：①多年生草本。根为圆柱形，稍弯曲。表面暗褐色或暗棕色，粗糙，有横向突起的皮孔，手搓则外皮易破而脱落（俗称糟皮）。茎直立。②茎下部叶为二回三出复叶，小叶通常二回深裂，小裂片宽0.5～1.8厘米。③花2～4，生于茎顶端和其下的叶腋；花瓣6～9，紫红色或粉红色；雄蕊多数；心皮2～5。④果密被黄色茸毛。⑤花期5～6月，果期7～8月。

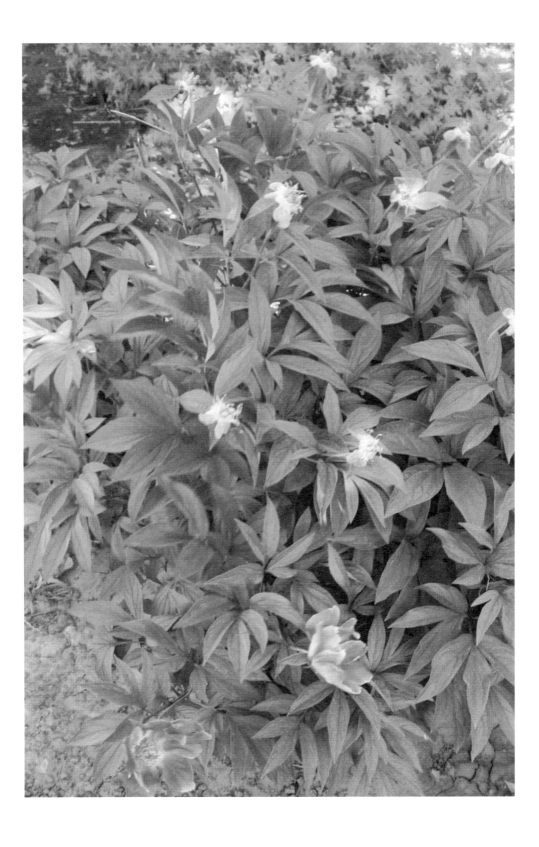

紫草

别名 紫丹、紫根、紫草茸、山紫草、紫草根、硬紫草。

来源 为紫草科植物紫草 (*Lithospermum erythrorhizon* Sieb. et Zucc.) 的干燥根。

生境 生长于路边、荒山、田野及干燥多石山坡的灌木丛中。主产于黑龙江、吉林、辽宁、河北、河南、山西等地。

采收 春、秋两季采挖，除去泥沙，干燥。

功用 甘、咸，寒。归心、肝经。清热凉血，活血解毒，透疹消斑。用于血热毒盛，斑疹紫黑，麻疹不透，疮疡，湿疹，水火烫伤。

验方 ①预防麻疹：紫草10克，水煎服。②小儿麻疹：紫草10克，甘草3克，水煎代茶饮。③湿热黄疸：紫草9克，茵陈30克，水煎服。④烧伤：紫草80克，麻油500毫升，煎熬后去渣得油，待冷后加入冰片2克，搅匀备用。用时以纱布浸油铺放于创面上，或直接涂于创面上。⑤水火烫伤：紫草、黄连各30克，大黄50克，麻油100毫升，煎熬后过滤，每毫升加冰片0.1克，摇匀，涂布患处。

快认指南

①多年生草本，高50～90厘米，全株被糙毛。根长条状，略弯曲，肥厚，紫红色。茎直立，上部分枝。②叶互生，具短柄或无柄，叶片粗糙，卵状披针形，全缘或稍呈不规则波状。③总状聚伞花序；苞片叶状，披针形或窄卵形，两面具粗毛；萼片5，披针形，基部微合生；花冠白色，筒状，先端5裂，喉部有5个小鳞片，基部被毛；雄蕊5；子房4深裂，花柱单一，线形，柱头2裂。④小坚果卵圆形，灰白色或淡褐色，平滑有光泽。⑤花期5～6月，果期7～8月。

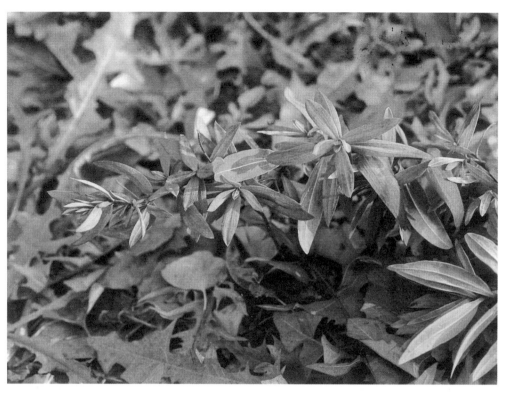

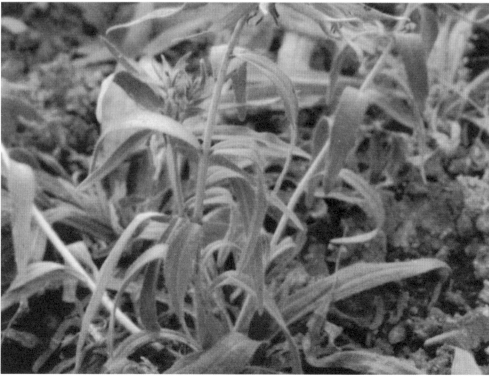

路边菊

别名 紫菊、马兰头、马兰菊、蟛蜞菊、鱼鳅串、蓑衣莲、剪刀草、田茶菊、泥鳅串。

来源 为菊科植物马兰 [*Kalimeris indica* (L.) Sch. -Bep. (*Aster indicus* L.)] 的全草及根。

生境 生长于路边、田野、山坡上。分布于全国大部分地区。

采收 夏、秋两季采收，鲜用或晒干。

功用 辛、苦，寒。归肺、肝、胃、大肠经。凉血，清热，利湿，解毒。主治呕血，衄血，血痢，创伤出血，疟疾，黄疸，水肿，尿路感染，咽痛，痔疮，痈肿，丹毒，虫蛇咬伤。

验方 ①跌打损伤出血：路边菊、墨旱莲、松香、皂树叶（冬日无叶，可用树皮）共研细末，搽伤口。②外耳道炎：路边菊鲜叶捣汁滴耳。

快认指南

①多年生草本，高30～80厘米。地下有细长根状茎，匍匐平卧，白色有节。初春仅有基生叶，茎不明显，初夏地上茎增高，基部绿带紫红色，光滑无毛。②单叶互生，近于无柄；叶片倒卵形、椭圆形至披针形，长7～10厘米，宽15～25毫米，先端尖、渐尖或钝，基部渐窄下延，边缘羽状浅裂或有极疏粗齿，并有糙毛，近顶端叶渐小且全缘。③头状花序，着生长于上部分枝顶端，直径约2.5厘米；总苞半球形，苞片2～3层，近等大，略带紫色；边花舌状，1层，舌片长8～10毫米，宽1.5～2毫米，淡蓝紫色，中部花管状，长约3.5毫米，黄色，被密毛。④瘦果扁平倒卵状，冠毛较少，长0.1～0.3毫米，弱而易脱落。⑤花期秋末。

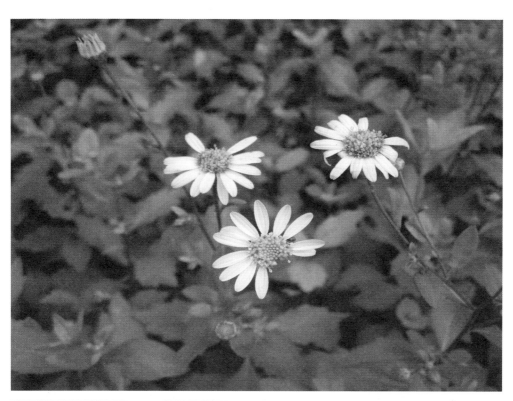

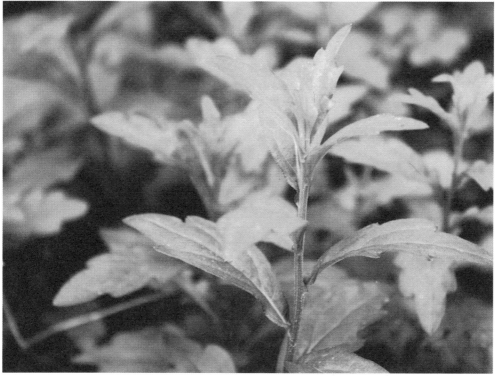

救必应

别名 白木香、羊不吃、山冬青、白银木、过山风、土千年健。

来源 为冬青科植物铁冬青 (*Ilex rotunda* Thunb.) 的干燥树皮。

生境 生长于山下疏林或沟、溪边。主产于江苏、安徽、浙江、江西、福建、台湾、湖南、广东、广西、云南等地。

采收 夏、秋两季剥取，晒干。

功用 苦，寒。归肺、胃、大肠、肝经。清热解毒，利湿止痛。用于暑湿发热，咽喉肿痛，湿热泻痢，脘腹胀痛，风湿痹痛，湿疹，疮疖，跌打损伤。

验方 ①癍痧、绞肠痧：救必应、仙鹤草各60克，山豆根30克，路边菊90克，水煎服。②外感风热头痛：救必应30克，水煎服，每日3次。③喉痛：干救必应9克，水煎作茶饮。④跌打肿痛：救必应6克，研粉，白糖30克，开水冲服。⑤神经性皮炎：救必应90克，煎水外洗局部。

快认指南

①常绿乔木或灌木，高5～15米。枝灰色，小枝多少有棱，红褐色。②叶互生，卵圆形至椭圆形，长4～10厘米，宽2～4厘米。③花单性，雌雄异株，排列为具梗的伞形花序；雄花序梗长2～8毫米，花柄长2～4毫米；萼长约1毫米；花瓣4～5，绿白色，卵状矩圆形，长约2.5毫米；雄蕊4～5；雌花较小，花柄较粗壮，长3～5毫米，子房上位。④核果球形至椭圆形，长4.5～6毫米，熟时红色，顶端有宿存柱头。⑤花期5～6月，果期9～10月。

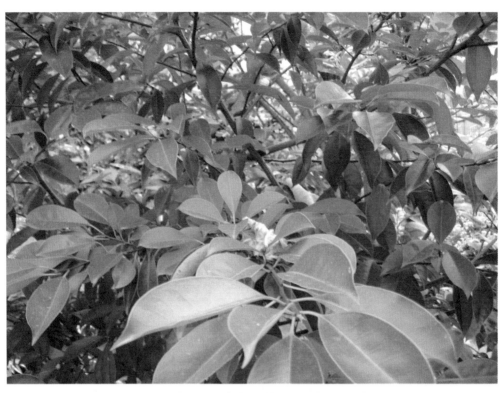

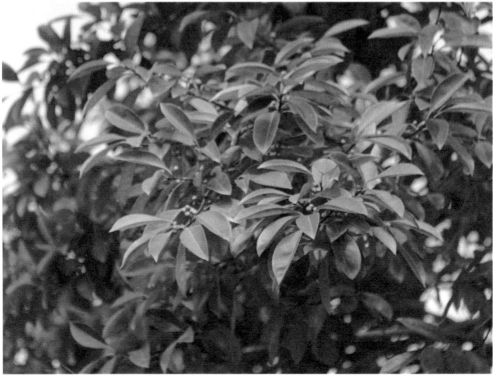

青 蒿

别名 草蒿、香蒿、苦蒿、蒿子。

来源 为菊科植物黄花蒿 (*Artemisia annua* L.) 的干燥地上部分。

生境 生长于林缘、山坡、荒地。分布于全国各地。

采收 秋季花盛开时采割，除去老茎，阴干。

功用 苦、辛，寒。归肝、胆经。清虚热，解暑热，除骨蒸，截疟。用于暑邪发热，阴虚发热，夜热早凉，骨蒸劳热，疟疾寒热，湿热黄疸，温邪伤阴。

验方 ①疔疮：青蒿、苦参各50克，首乌藤100克，水煎外洗，每日2次。②头痛：青蒿、白萝卜叶各30克，山楂10克，水煎服，每日2～3次。③低热不退、肺结核潮热：青蒿、牡丹皮各10克，鳖甲、生地黄、知母各15克，水煎服。④鼻出血：鲜青蒿30克，捣汁饮，药渣以纱布包塞鼻中。⑤皮肤瘙痒：青蒿120克，煎汤外洗。⑥暑热烦渴：青蒿15克，开水泡服，或鲜青蒿60克，捣汁，凉开水冲饮。

快认指南

①一年生或二年生草本，高30～150厘米，全体平滑无毛。茎圆柱形，幼时青绿色，表面有细纵槽，下部稍木质化，上部叶腋间有分枝。②叶互生；二回羽状全裂，第一回裂片椭圆形，第二回裂片线形，全缘，或每边一至三回羽状浅裂，先端尖，质柔，两面平滑无毛，青绿色。③头状花序排列成总状圆锥花序，每一头状花序侧生，稍下垂，直径约6毫米；总苞半球形，苞片3～4层，外层的苞片狭长，内层的卵圆形，边缘膜质；花托外围着生管状雌花，内仅雌蕊1，柱头2裂；内部多为两性花，绿黄色，花冠管状，雄蕊5，花丝细短，雌蕊1，花柱丝状，柱头2裂，呈叉状。④瘦果矩圆形至椭圆形，微小，褐色。⑤花期6～7月，果期9～10月。

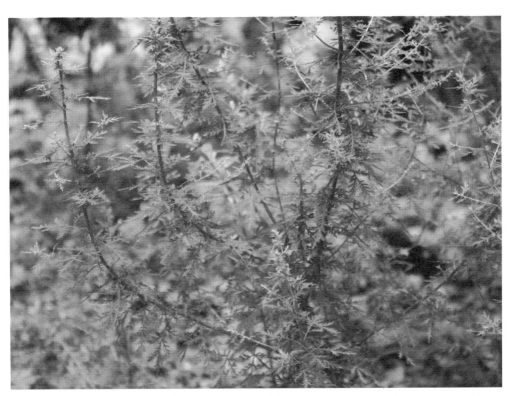

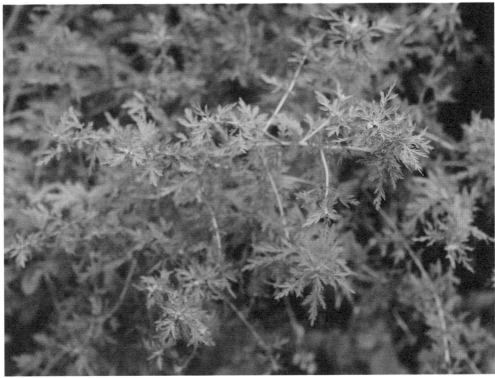

白薇

别名 春草、薇草、白龙须、白马薇、龙胆白薇。

来源 为萝摩科植物白薇 (*Cynanchum atratum* Bge.) 或蔓生白薇 (*Cynanchum versicolor* Bge.) 的干燥根及根茎。

生境 生长于树林边缘或山坡。主产于山东、安徽、辽宁、四川、江苏、浙江、福建、甘肃、河北、陕西等地。

采收 春、秋两季采挖，洗净，干燥。

功用 苦、咸，寒。归胃、肝、肾经。清热凉血，利尿通淋，解毒疗疮。用于温邪伤营发热，阴虚发热，骨蒸劳热，产后血虚发热，热淋，血淋，痈疽肿毒。

验方 ①产后血虚发热：白薇9克，当归12克，人参5克，甘草6克，水煎服。②虚热盗汗：白薇、地骨皮各12克，鳖甲、银柴胡各9克，水煎服。③尿路感染：白薇9克，石韦12克，滑石15克，木通10克，生甘草5克，水煎服，或白薇25克，车前草50克，水煎服。

快认指南

白薇：①多年生草本，高30～60厘米。根状茎短，下端簇生多数细长条状根，淡黄棕色，形如马尾。茎直立，圆柱形，密被灰白色短柔毛，折断有白浆。②单叶对生，有短柄；叶片广卵形或矩圆形，长6～15厘米，宽3～10厘米，先端短尖，基部圆，全缘，上面绿色，下面白绿色，密被灰白色细柔毛，叶脉在背面稍突起。③黑紫色花，直径1～1.5厘米，簇生于茎梢叶腋间；花萼5深裂，密被细柔毛；花冠5深裂，裂片平展呈五角星状，卵状长圆形；副花冠裂片先端圆，与蕊柱几等长，并围绕于其顶端；雄蕊5，顶有膜质体，花药2室，内有黄色花粉块；子房上位，两心皮略连合。④蓇葖果角状纺锤形，种子多数，卵圆形，顶端有白色长绵毛。⑤花期夏季。

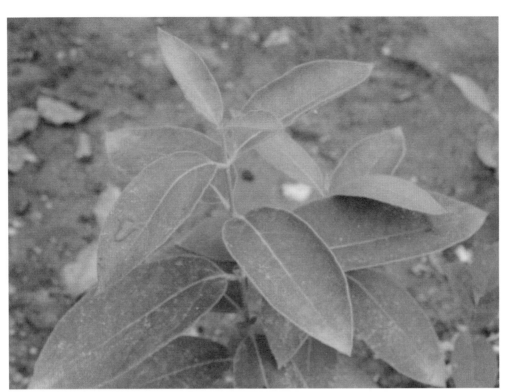

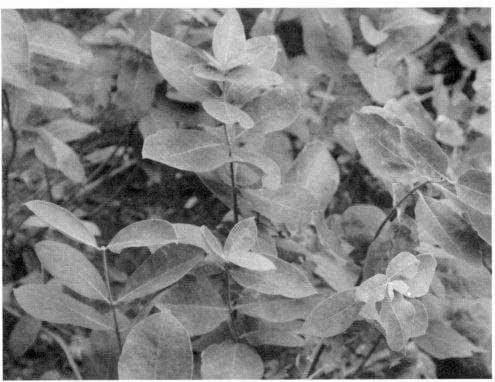

地骨皮

别名 地骨、地辅、枸杞根、枸杞根皮。

来源 为茄科植物枸杞 (*Lycium chinense* Mill.) 或宁夏枸杞 (*Lycium barbarum* L.) 的干燥根皮。

生境 生长于田野或山坡向阳干燥处；有栽培。主产于河北、河南、陕西、四川、江苏、浙江等地。

采收 春初或秋后采挖根部，洗净，剥取根皮，晒干。

功用 甘，寒。归肺、肝、肾经。凉血除蒸，清肺降火。用于阴虚潮热，骨蒸盗汗，肺热咳嗽，咯血，衄血，内热消渴。

验方 ①疟疾：鲜地骨皮50克，茶叶5克，水煎后于发作前2～3小时顿服。②鼻出血：地骨皮、侧柏叶各15克，水煎服。③肺热咳嗽、痰黄口干：地骨皮、桑叶各12克，浙贝母8克，甘草3克，水煎服。④血尿（非器质性疾病引起的）：地骨皮9克，酒煎服，或新地骨皮加水捣汁，加少量酒，空腹温服。⑤外阴肿痒：地骨皮30克，枯矾9克，煎水熏洗。⑥荨麻疹及过敏性紫癜：地骨皮30克，徐长卿15克，水煎服。

快认指南

　　枸杞：①灌木，高1～2米，全体光滑无毛。主根长，有支根，外皮黄褐色，粗糙。茎多分枝，枝条细长，先端通常弯曲下垂，外皮灰色，小枝常刺状。②叶互生或有时簇生，有短柄；叶片卵状披针形至菱状卵形，长2～6厘米，宽0.6～2.5厘米，先端尖或钝，基部窄楔形，全缘。③花单生或3～5朵簇生叶腋；花冠漏斗状，淡紫色，先端5裂，裂片基部有紫色条纹，筒内雄蕊着生处有毛1轮；雄蕊5，挺出花外，花药丁字状着生，花盘5裂，围绕子房下部；子房2室，花柱细长，伸出花外。④浆果卵形至卵状长圆形，长0.5～2厘米，熟时深红色至橘红色。种子多数。⑤花期夏季。

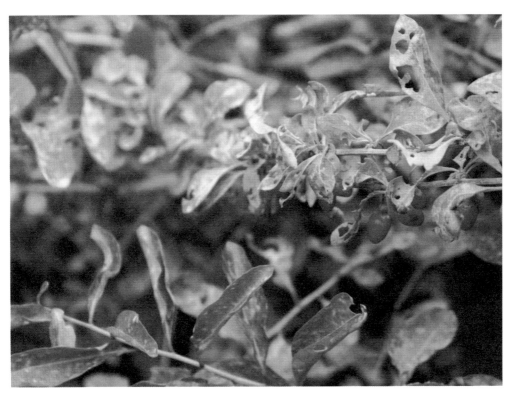

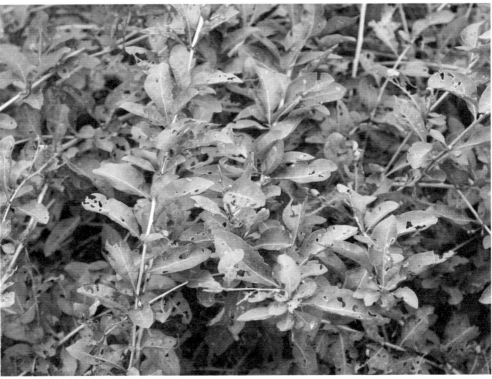

银柴胡

别名 土参、银胡、山菜根、沙参儿、牛肚根、银夏柴胡。

来源 为石竹科植物银柴胡 (*Stellaria dichotoma* L. var. *lanceolata* Bge.) 的干燥根。

生境 生长于干燥的草原、悬崖的石缝或碎石中。主产于宁夏、甘肃、陕西等地。

采收 春、夏两季植株萌发或秋后茎叶枯萎时采挖；栽培品于种植后第三年9月中旬或第四年4月中旬采挖，除去残茎、须根及泥沙，晒干。

功用 甘，微寒。归肝、胃经。清虚热，除疳热。用于阴虚发热，骨蒸劳热，小儿疳热。

验方 ①肺结核咯血：银柴胡10克，白及12克，仙鹤草15克，水煎服。②阴虚骨蒸潮热：银柴胡10克，青蒿12克，鳖甲15克，水煎服。③小儿疳积发热、食少纳呆、肚腹鼓胀：银柴胡、地骨皮、山楂、胡黄连、白术、太子参各6克，山药10克，鸡内金3克，水煎服。

快认指南

①多年生草本，高20～40厘米。主根圆柱形，直径1～3厘米，外皮淡黄色，顶端有许多疣状的残茎痕迹。茎直立，节明显，上部二叉状分枝，密被短毛或腺毛。②叶对生，无柄，茎下部叶较大，披针形，长4～30毫米，宽1.5～4毫米，先端锐尖，基部圆形，全缘，上面绿色，疏被短毛或几无毛，下面淡绿色，被短毛。③花单生，花梗长1～4厘米；花小，白色；萼片5，绿色，披针形，外具腺毛，边缘膜质；花瓣5，较萼片为短，先端2深裂，裂片长圆形；雄蕊10，着生在花瓣的基部，稍长于花瓣；雌蕊1，子房上位，近球形，花柱3，细长。④蒴果近球形，成熟时顶端6齿裂。⑤花期6～7月，果期8～9月。

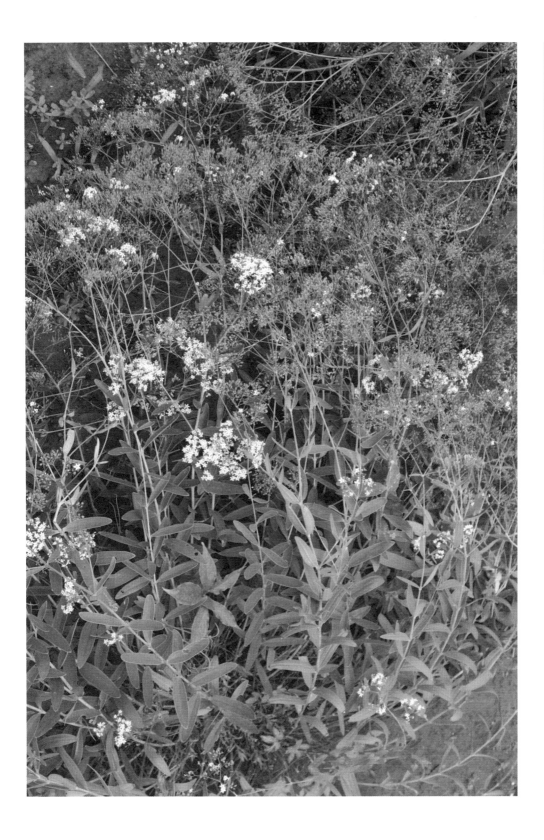

大黄

别名 黄良、肤如、将军、川军、锦纹大黄。

来源 为蓼科植物掌叶大黄 (*Rheum palmatum* L.)、唐古特大黄 (*Rheum tanguticum* Maxim. ex Balf.) 或药用大黄 (*Rheum officinale* Baill.) 的干燥根及根茎。

生境 生长于山地林缘半阴湿的地方。主产于四川、甘肃、青海、西藏等地。

采收 秋末茎叶枯萎或次春发芽前采挖，除去细根，刮去外皮，切瓣或段，用绳穿成串干燥或直接干燥。

功用 苦，寒。归脾、胃、大肠、肝、心包经。泻热通肠，凉血解毒，逐瘀通经。用于实热便秘，积滞腹痛，泻痢不爽，湿热黄疸，血热吐衄，目赤，咽肿，肠痈腹痛，痈肿疔疮，瘀血经闭，跌打损伤；外治水火烫伤。

验方 ①食积腹痛：大黄、砂仁各9克，莱菔子30克，水煎服，每日3次。②胆囊炎、胆石症：大黄、黄连各9克，枳壳、黄芩、木香各12克，水煎服，每日3次。

快认指南

掌叶大黄：①高大草本，高1.5～2米，根及根状茎粗壮，内部黄色。茎粗壮，基部直径2～4厘米，中空，具细沟棱，被白色短毛，上部及节部较密。②基生叶大，叶片近圆形或极宽卵圆形，或长稍大于宽，顶端窄急尖，基部近心形，掌状浅裂，裂片大齿状三角形，叶上面光滑无毛，下面具淡棕色短毛；茎生叶向上逐渐变小，上部叶腋具花序分枝。③大型圆锥花序，分枝开展，绿色到黄白色。④果实长圆状椭圆形，顶端圆，中央微下凹，基部浅心形。种子宽卵形。⑤花期5～6月，果期8～9月。

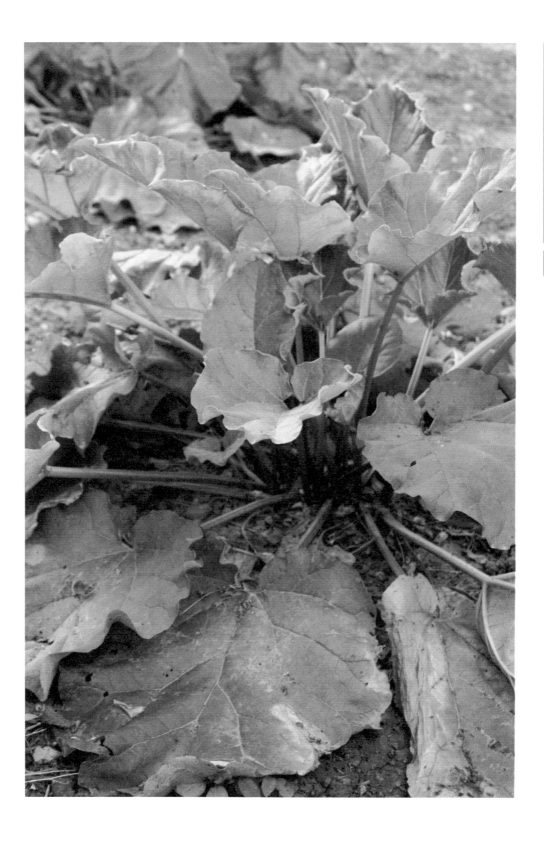

芦荟

别名 卢会、讷会、象胆、奴会、劳伟。

来源 为百合科植物库拉索芦荟 (*Aloe barbadensis* Miller) 的汁液浓缩干燥物。

生境 生长于排水性能良好、不易板结的疏松土壤中。福建、台湾、广东、广西、四川、云南等地有栽培。

采收 将采收的鲜叶片切口向下直放于盛器中，取其流出的汁液使之干燥即成；也可将叶片洗净，横切成片，加入与叶等量的水，煎煮2～3小时，过滤，将滤液倒入模型内烘干或曝晒干，即得芦荟膏。

功用 苦，寒。归肝、胃、大肠经。清肝泻火，泻下通便。用于便秘，小儿疳积，惊风；外治湿癣。

验方 ①便秘：芦荟鲜叶5克，蜂蜜30克，每晚睡前开水冲服。②咯血、吐血、尿血：芦荟6～10克，水浸泡去黏汁，水煎服，可加适量白糖。③足癣：用白酒泡芦荟，待芦荟色泽由绿变黄，取酒滴于患脚癣处，每日数次。④蚊虫叮咬：新鲜芦荟叶片洗净，从中间分开，剪去边上的刺，直接涂在被叮咬处。

快认指南

①多年生矮小草本。②叶簇生于茎顶，直立或近于直立；叶片肥厚多汁，狭披针形，长15～36厘米，宽2～6厘米，先端长渐尖，基部宽阔，粉绿色，边缘具刺状小齿。③总状花序疏散下垂，长约2.5厘米，黄色或带红色斑点；花茎单生或稍分枝，高60～90厘米；花被管状，6裂，裂片稍外弯；雄蕊6，花药丁字着生；雌蕊1，3室，每室具胚珠多数。④蒴果，三角形，室背开裂。⑤花期2～3月。

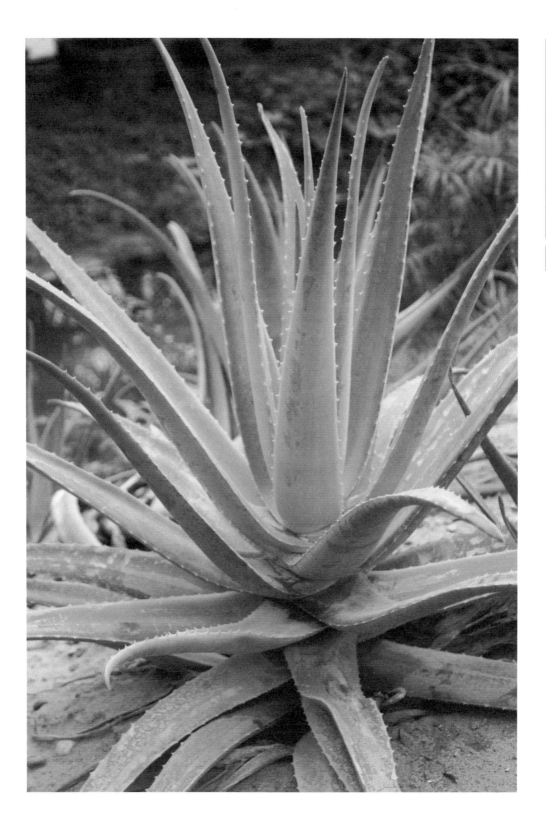

火麻仁

别名　火麻、麻仁、大麻仁、线麻子。

来源　为桑科植物大麻 (*Cannabis sativa* L.) 的干燥成熟果实。

生境　生长于土层深厚、疏松肥沃、排水良好的沙质土壤或黏质土壤里。主产于东北、华北、华东、中南等地。

采收　秋季果实成熟时采收，除去杂质，晒干。

功用　甘，平。归脾、胃、大肠经。润肠通便。用于血虚津亏，肠燥便秘。

验方　①大便不通：火麻仁适量，研末，同米煮粥食用。②烫伤：火麻仁、黄柏、栀子各适量，共研末，调猪油涂烫伤处。③跌打损伤：火麻仁200克，煅炭，兑黄酒服。④大便秘结：火麻仁、大黄、枳实、白芍各50克，杏仁、厚朴各15克，共研细粉，炼蜜为丸，每次9克，每日1～2次。⑤妇女产后头昏、多汗、大便秘结：火麻仁15克，紫苏子10克，粳米适量，前两者加水研磨，取汁与粳米煮粥食，每日2次。

快认指南

　　①一年生直立草本，高1～3米。②掌状叶互生或下部对生，全裂，裂片3～11，披针形至条状披针形，下面密被灰白色毛。③花单性，雌雄异株；雄花序为疏散的圆锥花序，黄绿色，花被片5；雌花簇生于叶腋，绿色，每朵花外面有一卵形苞片。④瘦果卵圆形，质硬，灰褐色，有细网状纹，为宿存的黄褐色苞片所包裹。

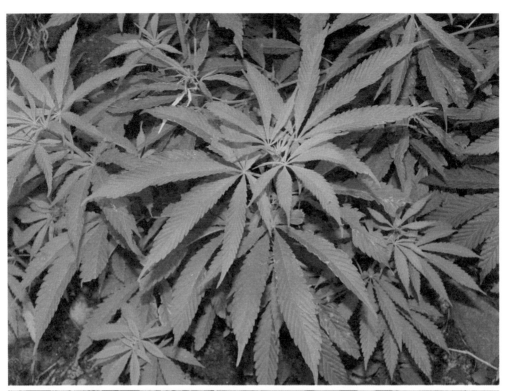

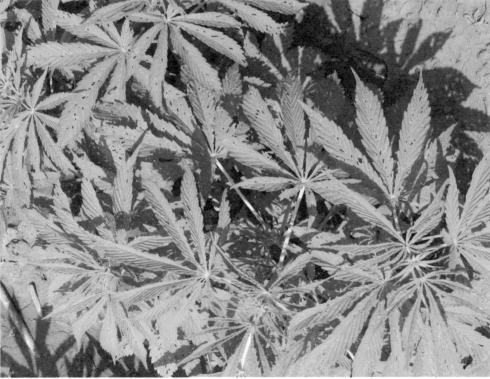

郁李仁

别名 郁子、山梅子、小李仁、郁里仁、李仁肉。

来源 为蔷薇科植物欧李 (*Prunus humilis* Bge.)、郁李 (*Prunus japonica* Thunb.) 或长柄扁桃 (*Prunus pedunculata* Maxim.) 的干燥成熟种子。

生境 生长于荒山坡或沙丘边。主产于黑龙江、吉林、辽宁、内蒙古、河北、山东等地。

采收 夏、秋两季采收成熟果实，除去果肉及核壳，取出种子，干燥。

功用 辛、苦、甘，平。归脾、大肠、小肠经。润燥滑肠，下气利水。用于津枯肠燥，食积气滞，腹胀便秘，水肿，脚气，小便不利。

验方 ①风热气秘：郁李仁、酒陈皮、三棱各30克，共捣为散，每次6克，水煎空腹服。②肺气虚弱：郁李仁30粒，研末，生梨汁调成糊状，敷内关穴，胶布固定，每12小时更换一次。③疣：郁李仁、鸡子白各10克，研涂患处。

快认指南

郁李：①落叶灌木，高1~1.5米，树皮灰褐色，多分枝，小枝纤细，无毛。②叶互生，叶柄短；叶片卵形或宽卵形，先端长尾状，基部圆形，边缘有锐重锯齿，下面沿主脉散生短柔毛；托叶线形，边缘有腺齿，早落。③花与叶同时开放，单生或2朵并生，花梗有稀疏短柔毛；花萼钟状，萼片5，花后反折；花瓣5，白色或粉红色，倒卵形，长4~6毫米；雄蕊多数，花丝线形；雌蕊1，子房近球形，1室。④核果近球形，直径约1厘米，熟时暗红色，味酸甜。核近球形，顶端微尖，表面有1~3条沟。种子卵形稍扁。⑤花期5月，果期7~8月。

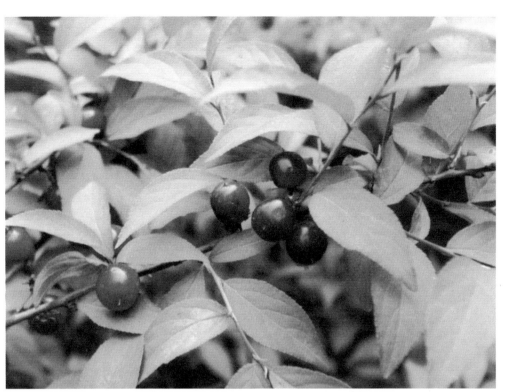

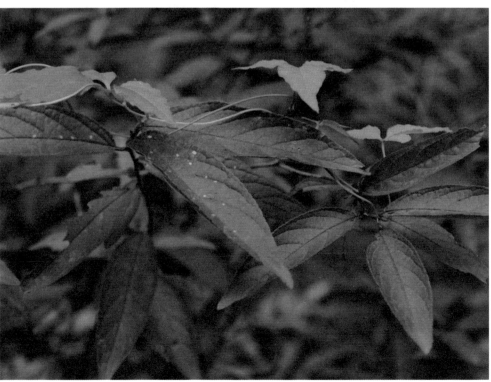

甘 遂

别名 陵泽、重泽、苦泽、陵藁、甘泽、肿手花根、猫儿眼根。

来源 为大戟科植物甘遂 (*Euphorbia kansui* T.N.Liou ex T.P.Wang) 的干燥块根。

生境 生长于低山坡、沙地、荒坡、田边和路旁等。主产于陕西、河南、山西等地。

采收 春季开花前或秋末茎叶枯萎后采挖，撞去外皮，晒干。

功用 苦，寒；有毒。归肺、肾、大肠经。泻水逐饮，消肿散结。用于水肿胀满，胸腹积水，痰饮积聚，气逆喘咳，二便不利。

验方 ①渗出性胸膜炎、肝硬化腹水、血吸虫病腹水、慢性肾炎水肿、二便不通：甘遂、大戟、芫花各等份，大枣10枚，前三味混合研末，每次1～3克，大枣煎汤于清晨空腹送服。②癫痫：甘遂、朱砂各3克，将甘遂放入鲜猪心中，煨熟，取出药，与朱砂研粉和匀，分作4丸，每次1丸，用猪心煎汤送下。

快认指南

①多年生草本，高25～40厘米，全株含白色乳汁。根细长而微弯曲，部分呈串珠状，亦有呈长椭圆形的，外皮棕褐色，其上生有少数细长侧根及须根。茎直立，下部稍木质化，淡红紫色，上部淡绿色，无毛。②单叶互生，几无柄；茎下部的叶条状披针形，中部的叶窄披针形，长3.5～9厘米，宽0.4～1厘米，先端钝，基部楔形，全缘，光滑无毛。③花单性，雌雄同株，顶生杯状聚伞总花序有伞梗5～9，每伞梗再二叉分枝，在各分枝处均有一对长卵状至三角状宽心形全缘的叶状苞片，总苞钟状，4裂，腺体4，生于裂片之间的外缘，呈新月形，黄色。④蒴果近圆形。⑤花期夏、秋两季。

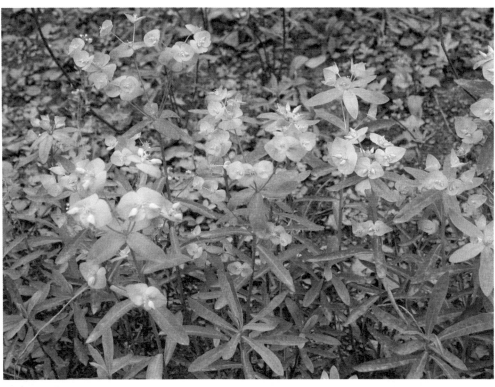

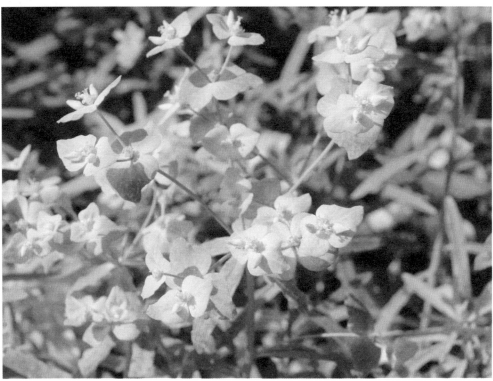

商 陆

别名 当陆、章陆、山萝卜、章柳根、见肿消。

来源 为商陆科植物商陆 (*Phytolacca acinosa* Roxb.) 或垂序商陆 (*Phytolacca americana* L.) 的干燥根。

生境 生长于路旁疏林下或栽培于庭园。分布于全国大部分地区。

采收 秋季至次春采挖，除去须根及泥沙，切成块或片，晒干或阴干。

功用 苦，寒；有毒。归肺、脾、肾、大肠经。逐水消肿，通利二便，解毒散结。用于水肿胀满，二便不通；外治痈肿疮毒。

验方 ①足癣：商陆、苦参各100克，川椒20克，赤芍50克，煎汤，每日1～2次浸泡患足，每次15～30分钟，保留药汁，加热重复使用。②腹中如有石，痛如刀刺：商陆根适量，捣烂蒸之，布裹熨痛处，冷时更换。③淋巴结结核：商陆9克，加适量红糖，水煎服。④腹水：商陆6克，赤小豆、冬瓜皮各50克，泽泻12克，茯苓皮24克，水煎服。

快认指南

商陆：①多年生亚灌木状草本，高达1.5米，全体光滑无毛。根粗壮，圆锥形，肉质，外皮淡黄色，有横长皮孔。侧根甚多。主根断面有3～10层同心性环层。茎绿色或紫红色，多分枝。②单叶互生，具柄，柄的基部稍扁宽；叶片卵状椭圆形或椭圆形，长12～15厘米，宽5～8厘米，全缘。③花初白色，后渐变为淡红色，多花排成穗状总状花序，生于枝端或侧出于茎上，花序直立；花被片5；雄蕊8～10；心皮8～10，分离，但紧密靠拢。④浆果扁圆状，有宿萼，熟时呈深红紫色或黑色。⑤花期夏、秋两季。

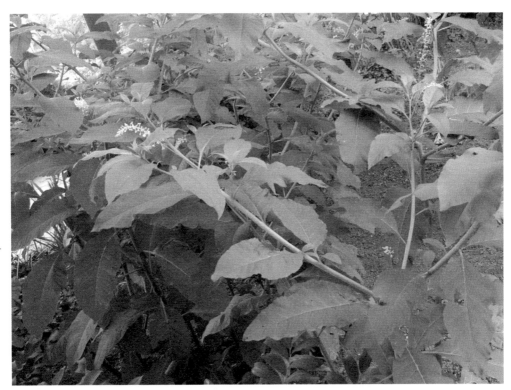

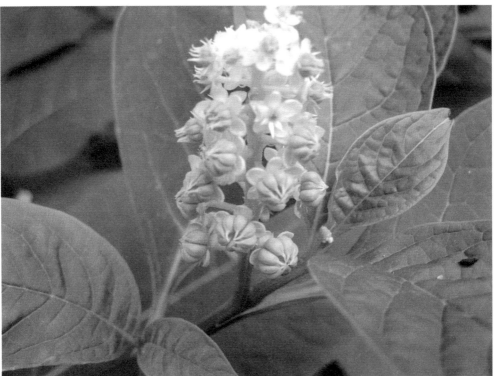

牵牛子

别名 黑丑、白丑、黑牵牛、白牵牛、喇叭花。

来源 为旋花科植物裂叶牵牛 [*Pharbitis nil* (L.) Choisy] 的干燥成熟种子。

生境 生长于山野灌木丛中、村边、路旁；多栽培。全国各地均有分布。

采收 秋末果实成熟、果壳未开裂时采割植株，晒干，打下种子，除去杂质。

功用 苦、寒；有毒。归肺、肾、大肠经。泻水通便，消痰涤饮，杀虫攻积。用于水肿胀满，二便不通，痰饮积聚，气逆喘咳，虫积腹痛，蛔虫、绦虫病。

验方 ①水肿：牵牛子适量，研为末，每次2克，每日1次，以小便利为度。②肠道寄生虫：牵牛子（炒，研为末）100克，槟榔50克，使君子肉（微炒）50个，均为末，每次10克，砂糖调下，小儿减半。

快认指南

①一年生缠绕草本。茎左旋，长2米以上，多分枝，被短毛。②叶互生，具长叶柄，叶片心状卵形，长3～6厘米，常3裂至中部，呈戟形，先端急尖，基部心形，边全缘，两面均被伏生毛。③花1～3，腋生，小花梗极短，总梗一般较叶柄短；萼5深裂，裂片条状披针形，先端长尖，基部被长毛，外展；花冠漏斗状，形似喇叭，蓝色、紫色或白色，边缘5浅裂，早晨开放，日中渐萎；雄蕊5，不等长，花丝基部有毛，子房3室，每室有2胚珠。④蒴果球形，基部有外层或反卷的宿萼。种子卵形而具三棱；花色浅的种子黄褐色，入药称"白丑"；花色深的种子多呈黑褐色，入药称"黑丑"。⑤花期夏季。

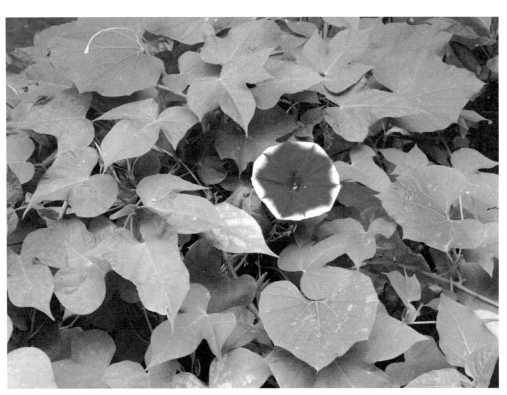

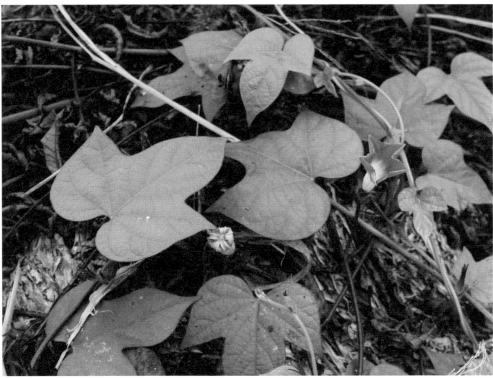

千金子

别名 联步、小巴豆、千两金、续随子、菩萨豆。

来源 为大戟科植物续随子 (*Euphorbia lathyris* L.) 的干燥成熟种子。

生境 生长于向阳山坡，各地也有野生。主产于河南、浙江、河北、四川、辽宁、吉林等地。

采收 夏、秋两季果实成熟时采收，除去杂质，干燥。

功用 辛，温；有毒。归肝、肾、大肠经。逐水消肿，破血消症，外用疗癣蚀疣。用于水肿，痰饮，积滞胀满，二便不通，血瘀经闭；外治顽癣，赘疣。

验方 ①血瘀经闭：千金子3克，丹参、制香附各9克，水煎服。②疣赘：千金子适量，熟时破开，涂患处。③晚期血吸虫病腹水：取新鲜千金子去壳捣泥装入胶囊，根据腹围大小决定用量。腹围较大者，每次6～9克，早晨空腹服用，每5日服药1次。④毒蛇咬伤：千金子20～30粒（小儿酌减），捣烂，用米泔水调服，一般需用1～3次。

快认指南

①二年生草本，高达1米，全株微被白霜，内含乳汁。茎直立，分枝多。②单叶交互对生；具短柄或近无柄；茎下部的叶较密，由下而上叶渐增大，线状披针形至阔披针形，长6～12厘米，宽0.8～1.3厘米，基部近截形，先端渐尖，全缘。③杯状聚伞花序，通常4枝排成伞状，基部轮生叶状苞片4，每枝再叉状分枝，分枝处对生卵形或卵状披针形的苞叶2片；花单性，无花被；雄花多数和雌花1同生于萼状总苞内，总苞4～5裂；雄花仅具雄蕊1；雌花生于花序中央，雌蕊1，子房3室，花柱3，先端二歧。④蒴果近球形，表面有褐黑两色相杂斑纹。⑤花期4～7月，果期7～8月。

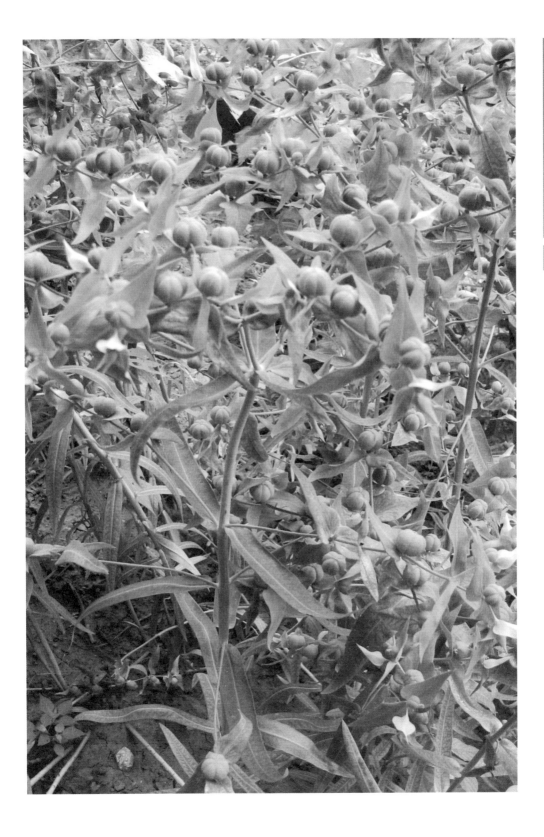

独活

别名 大活、独滑、川独活、巴东独活、胡王使者。

来源 为伞形科植物重齿毛当归 (*Angelica pubescens* Maxim. f. *biserrata* Shanet Yuan) 的干燥根。

生境 生长于山谷沟边或草丛中，有栽培。主产于湖北、四川等地。

采收 春初苗刚发芽或秋末茎叶枯萎时采挖，除去须根及泥沙，烘至半干，堆置2~3日，发软后再烘至全干。

功用 辛、苦，微温。归肾、膀胱经。祛风除湿，通痹止痛。用于风寒湿痹，腰膝疼痛，风寒挟湿头痛。

验方 ①慢性气管炎：独活15克，红糖25克，加水煎成100毫升，分3~4次服用。②青光眼：独活、羌活、五味子各6克，白芍12克，水煎服。③面神经炎：独活、薄荷、白芷各30克，共研为细末，炼蜜为丸，每丸3克，每日3丸，口含服。

快认指南

①多年生粗壮草本，高1~2米，全株有短柔毛。主根略呈圆柱形，有分枝，根头部膨大，外皮灰黄色至灰棕色，有特异香气。茎直立，带紫色。②叶互生，有长柄，基部膨大成叶鞘；叶为二至三回羽状复叶，小叶卵圆形，长4~14厘米，宽2.5~8厘米，先端渐尖，基部圆形或楔形，边缘有钝锯齿，两面脉上疏生短柔毛。③复伞形花序密生黄棕色柔毛，伞幅10~20，小伞形花序有花16~30。萼齿短三角形，不显著；花瓣5，大小相等，广卵形，先端窄尖，向内折；雄蕊5，花丝向内弯曲；子房下位，花柱长不超过0.5毫米，花柱基部扁压状圆锥形。④双悬果扁椭圆形，背棱线形隆起，侧棱发展成翅，每个棱槽中有油管1个，结合面有油管2个。⑤花期夏、秋两季。

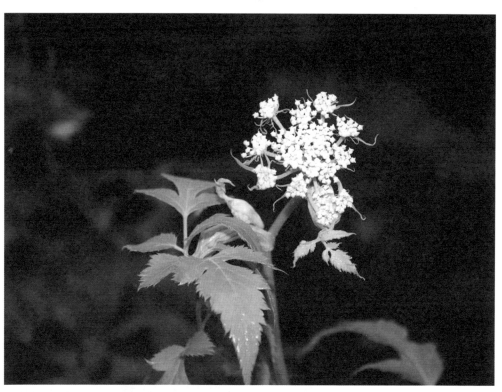

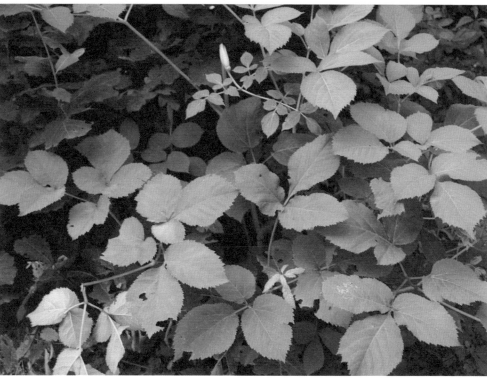

威灵仙

别名 灵仙、黑骨头、黑须根、黑脚威灵仙、铁脚威灵仙。

来源 为毛茛科植物威灵仙 (*Clematis chinensis* Osbeck)、棉团铁线莲 (*Clematis hexapetala* Pall.) 或东北铁线莲 (*Clematis manshurica* Rupr.) 的干燥根及根茎。

生境 生长于山谷、山坡或灌木丛中。主产于江苏、浙江、江西、安徽、四川、贵州、福建、广东、广西等地。

采收 秋季采挖，除去泥沙，晒干。

功用 辛、咸，温。归膀胱经。祛风除湿，通络止痛。用于风湿痹痛，肢体麻木，筋脉拘挛，屈伸不利，骨鲠咽喉。

验方 ①诸骨鲠喉：威灵仙30克，浓煎含咽。②胆石症：威灵仙60克，水煎服。③腰脚疼痛：威灵仙150克，捣为散，饭前温酒调服，每次3克。④尿路结石：威灵仙60～90克，金钱草50～60克，水煎服。⑤疟疾：威灵仙15克，酒煎温服。⑥呃逆：威灵仙、蜂蜜各30克，黑芝麻20克，加水750毫升，水煎30分钟，每日1剂。

快认指南

威灵仙：①多年生藤本，干时变黑。地下有丛生细根，外皮黑褐色。茎近无毛。②叶对生，长达20厘米，为一回羽状复叶；叶柄长4.5～6.5厘米；小叶通常5片，有时为3片，窄卵形或三角状卵形，长1.2～6厘米，宽1.3～3.2厘米，顶端钝或渐尖，全缘，近无毛。③圆锥花序腋生或顶生；花白色或绿白色，直径约1.4厘米；萼片4，花瓣状，展开，矩圆形或窄倒卵形，长约6.5毫米，外面边缘密生短柔毛；无花瓣；雄蕊多数，无毛；心皮多数。④瘦果扁卵形，长约3毫米，疏生柔毛，果实顶端有羽毛状花柱，长达1.8厘米。⑤花期夏、秋两季。

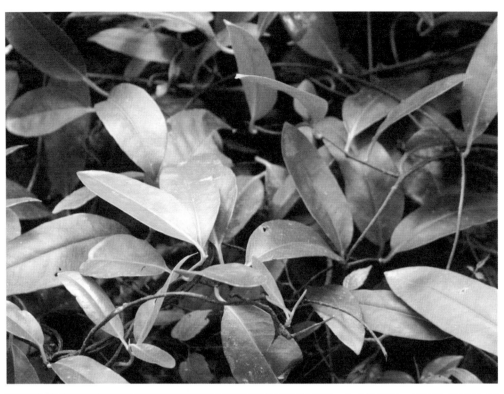

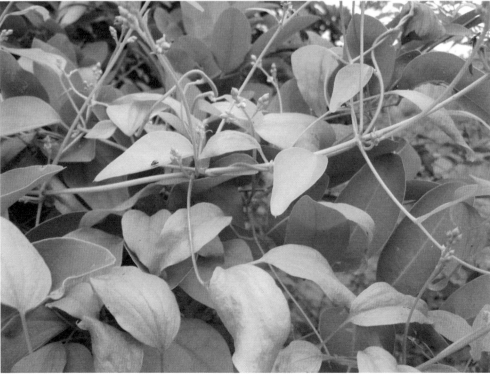

川乌

别名 草乌、乌喙、铁花、乌头、五毒、鹅儿花。

来源 为毛茛科植物乌头 (*Aconitum carmichaeli* Debx.) 的干燥母根。

生境 生于山地草坡或灌木丛中。主产于四川、陕西等地。

采收 6月下旬至8月上旬采挖，除去子根、须根及泥沙，晒干。

功用 辛、苦，热；有大毒。归心、肝、肾、脾经。祛风除湿，温经止痛。用于风寒湿痹，关节疼痛，心腹冷痛，寒疝作痛，麻醉止痛。一般炮制后用。

验方 ①风湿关节痛：制川乌6克，麻黄8克，白芍、黄芪各12克，水煎服。②颈椎病：制川乌、制草乌各100克，丹参250克，川芎、白芷各50克，威灵仙500克，研碎调匀，装入布袋作枕用。③腰脚痹痛：生川乌1克，捣为散，醋调涂布上敷痛处。④肩周炎：制川乌、樟脑、草乌各90克，白芷50克，共研粉。使用时根据疼痛部位大小取适量药粉，用食醋与蜂蜜调成糊状，外敷于肩周炎疼痛点，外用胶布固定。用热水袋外敷30分钟，每日1次，连用15日。

快认指南

①多年生草本。茎直立，下部光滑无毛，上部散生少数贴伏柔毛。②叶互生，具叶柄；叶片卵圆形，掌状3深裂，两侧裂片再2裂，边缘具粗齿或缺刻。③总状花序顶生，花序轴与小花梗上密生柔毛；花蓝紫色，萼片5，上萼片高盔状，高2~2.6厘米，侧萼片长1.5~2厘米；花瓣2，有长爪，距长0.1~0.3厘米；雄蕊多数；心皮3~5。④蓇葖果3~5个。⑤花期6~7月，果期7~8月。

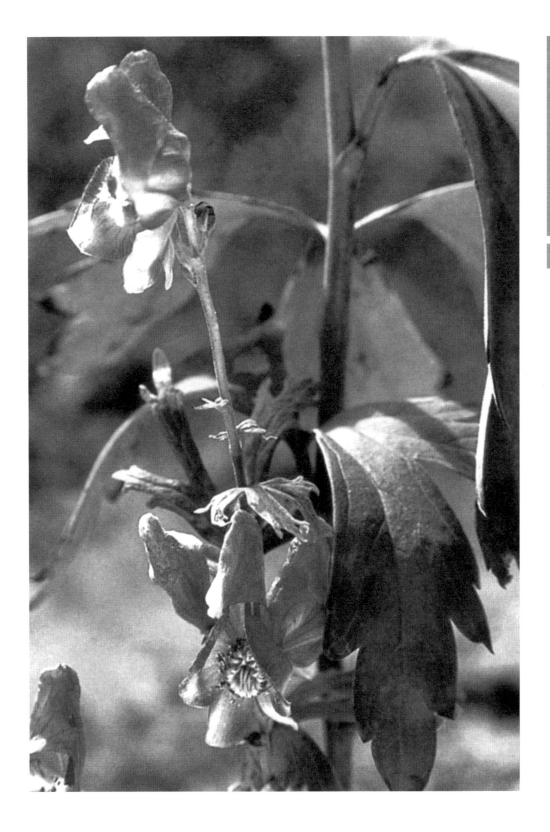

草乌

别名 乌头、鸡毒、药羊蒿、草乌头、鸡头草、百步草。

来源 为毛茛科植物北乌头 (*Aconitum kusnezoffii* Reichb.) 的干燥块根。

生境 生长于山坡草地或疏林中。主产于山西、河北、内蒙古等地。

采收 秋季茎叶枯萎时采挖，除去须根及泥沙，干燥。

功用 辛、苦，热；有大毒。归心、肝、肾、脾经。祛风除湿，温经止痛。用于风寒湿痹，关节疼痛，心腹冷痛，寒疝作痛，麻醉止痛。一般炮制后用。

验方 ①风寒关节炎：草乌、松节、川乌各30克，生半夏、生天南星各30克，研粗末浸酒，擦敷患处。②十二指肠溃疡：草乌、川乌各9克，白及、白芷各12克，研末和面少许，调合成饼，外敷于剑突下胃脘部，一昼夜后除去。③气滞血瘀心痛：草乌15克，土木香10克，马钱子9克，肉蔻、广木香各20克，沉香6克，共研粗末，每次水煎服3～6克，每日3次。④淋巴结炎、淋巴结结核：草乌1个，用烧酒适量磨汁，外搽局部，每日1次。

快认指南

①茎直立，高50～150厘米，无毛。茎中部叶有稍长柄或短柄。②叶片纸质或近革质，五角形，3全裂，中裂片宽菱形，渐尖，近羽状深裂，小裂片披针形，上面疏被短曲毛，下面无毛。③总状花序窄长；花梗长2～5厘米；小苞片线形；萼片5，紫蓝色，上萼片盔形；花瓣2，有长爪，距卷曲；雄蕊多数；心皮3～5。④蓇葖果。⑤花期7～9月，果期10月。

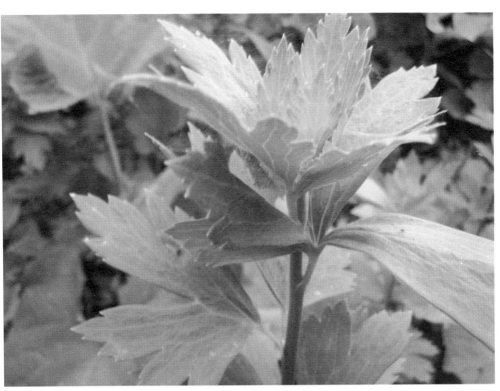

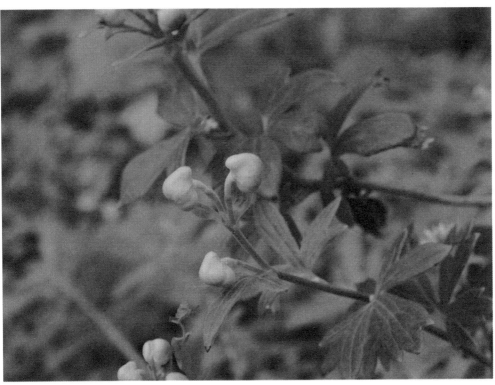

木 瓜

别名 酸木瓜、铁脚梨、秋木瓜、皱皮木瓜、贴梗海棠。

来源 为蔷薇科植物贴梗海棠 [*Chaenomeles speciosa* (Sweet) Nakai] 的干燥近成熟果实。

生境 生长于山坡地、田边地角、房前屋后。主产于山东、河南、陕西、安徽、江苏、湖北、四川、浙江、江西、广东、广西等地。

采收 夏、秋两季果实绿黄时采收，置沸水中烫至外皮灰白色，对半纵剖，晒干。

功用 酸，温。归肝、脾经。舒筋活络，和胃化湿。用于湿痹拘挛，腰膝关节酸重疼痛，吐泻转筋，脚气水肿。

验方 ①消化不良：木瓜10克，麦芽、谷芽各15克，木香3克，水煎服。②产后体虚、乳汁不足：鲜木瓜250克，切块，猪蹄500克，加水适量，炖熟，再将鲜木瓜放入汤中，炖至烂熟，食用即可。③脚气：干木瓜1个，明矾50克，煎水，趁热熏洗。

快认指南

①落叶灌木，高2～3米，枝外展，无毛，有长达2厘米的直刺。②单叶互生；叶柄长约1厘米；托叶变化较大，草质，斜肾形至半圆形，长约2厘米，边缘有齿，易于脱落；叶片卵形、长椭圆形或椭圆状倒披针形，薄革质，常带红色，长3～9厘米，宽2～5厘米，先端尖，基部楔形，边缘有尖锐重锯齿，无毛或幼时下面稍被毛。③花先叶开放或与叶同放，3～5朵簇生于两年生枝上；花梗短粗，长约3毫米；萼筒钟状；花瓣5，近圆形，基部有短爪，长达1.5厘米，绯红色、稀淡红色或白色；雄蕊45～50，长为花瓣之半；花柱5，基部合生。④梨果卵球形，木质，黄色或黄绿色，光滑，具稀疏不明显斑点。种子多数，扁平，长三角形。⑤花期春季。

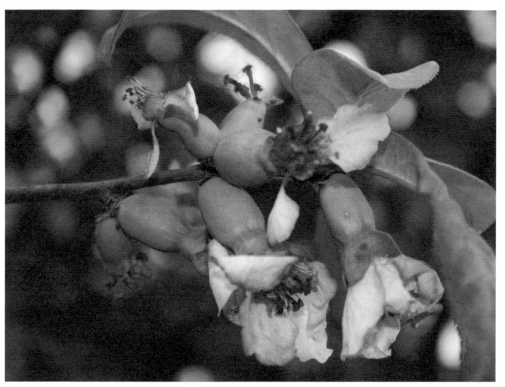

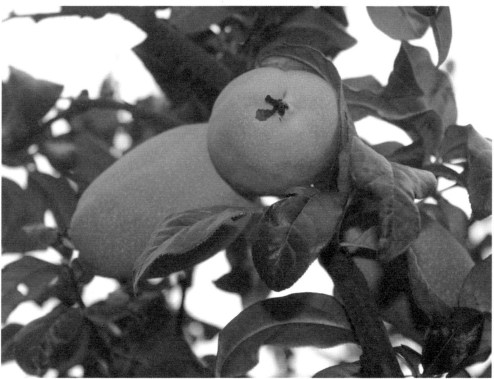

伸 筋 草

别名 狮子草、小伸筋、舒筋草、金毛狮子草。

来源 为石松科植物石松 (*Lycopodium japonicum* Thunb.) 的干燥全草。

生境 生长于疏林下荫蔽处。主产于浙江、湖北、江苏等地。

采收 夏、秋两季茎叶茂盛时采收，除去杂质，晒干。

功用 微苦、辛，温。归肝、脾、肾经。祛风除湿，舒筋活络。用于关节酸痛，屈伸不利。

验方 ①风痹筋骨不舒：伸筋草15～50克，水煎服。②糖尿病性颈椎增生：伸筋草15克，豨莶草3克，石膏20克，龙骨8克，加水煎汁，热敷患处。③小儿麻痹后遗症：伸筋草、松节、南蛇藤根、寻骨风各25克，威灵仙15克，茜草10克，杜衡2克，水煎服。④带状疱疹：伸筋草（焙）研粉，青油或麻油调成糊状，涂患处，每日数次。⑤中风后遗症：伸筋草、红花、透骨草各3克，煎水浸泡手足。⑥关节痛：伸筋草、豨莶草各25克，路边荆、老鼠刺各50克，水煎服。⑦关节酸痛、手足麻痹：伸筋草30克，丝瓜络、爬山虎各15克，大活血9克，水、酒各半煎服。

快认指南

①多年生草本，高15～30厘米；匍匐茎蔓生，营养茎常为二叉分枝。②叶密生，钻状线形，长3～5毫米，宽约1毫米，先端渐尖，具易落芒状长尾，全缘，中脉在叶背明显，无侧脉或小脉，孢子枝从第二、第三年营养枝上长出，远高出营养枝，叶疏生。③孢子囊穗长2～5厘米，单生或2～6个生长于长柄上。孢子叶卵状三角形，先端急尖而具尖尾，有短柄，黄绿色，边缘膜质，具不规则锯齿，孢子囊肾形。

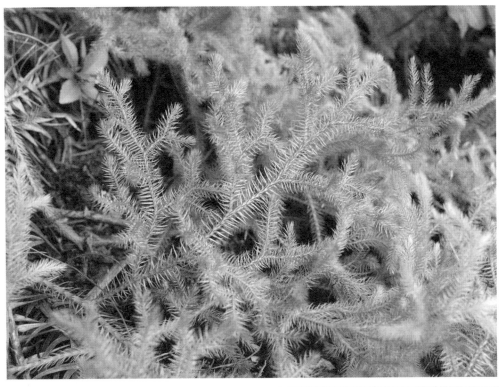

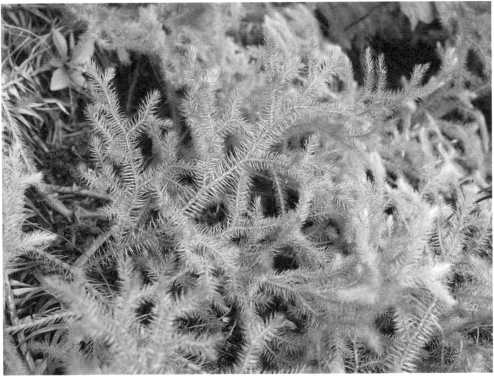

秦艽

别名 秦胶、大艽、左扭、左秦艽、西秦艽、萝卜艽。

来源 为龙胆科植物秦艽 (*Gentiana macrophylla* Pall.)、麻花秦艽 (*Gentiana straminea* Maxim.)、粗茎秦艽 (*Gentiana crassicaulis* Duthie ex Burk.) 或小秦艽 (*Gentiana dahurica* Fisch.) 的干燥根。

生境 生长于山地草甸、林缘、灌木丛或沟谷中。主产于陕西、甘肃等地。

采收 春、秋两季采挖，除去泥沙，晒软，堆置"发汗"至表面呈红黄色或灰黄色时，摊开晒干，或不经"发汗"直接晒干。

功用 辛、苦，平。归胃、肝、胆经。祛风湿，清湿热，止痹痛，退虚热。用于风湿痹痛，中风半身不遂，筋脉拘挛，骨节酸痛，湿热黄疸，骨蒸潮热，小儿疳积发热。

验方 ①臂痛：秦艽6克，红花4.5克，羌活3克，丝瓜络适量，水煎服。②风湿性关节炎、肢体关节疼痛：秦艽、地龙、牛膝、五加皮、海桐皮、没药各15克，桑寄生、海风藤各20克，水煎服。

快认指南

秦艽：①多年生草本，高30～60厘米，茎单一，圆形，节明显，斜升或直立，光滑无毛。②基生叶较大，披针形，先端尖，全缘，平滑无毛；茎生叶较小，对生，叶基连合，叶片平滑无毛。③聚伞花序由多数花簇生枝头或腋生作轮状，花冠蓝色或蓝紫色。④蒴果长椭圆形。种子细小，矩圆形，棕色，表面细网状，有光泽。⑤花期7～9月，果期8～10月。

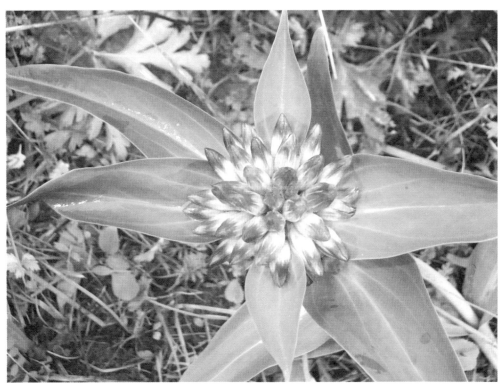

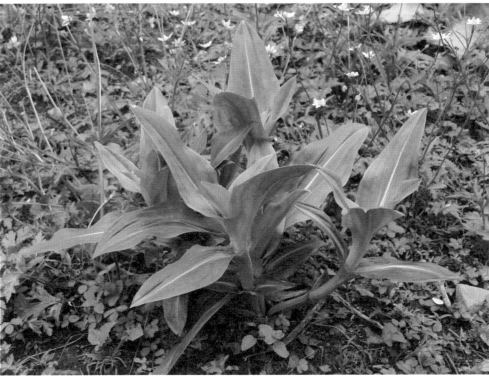

豨莶草

别名　豨莶、珠草、猪膏草、风湿草、黏金强子。

来源　为菊科植物豨莶 (*Siegesbeckia orientalis* L.)、腺梗豨莶 (*Siegesbeckia pubescens* Makino) 或毛梗豨莶 (*Siegesbeckia glabrescens* Makino) 的干燥地上部分。

生境　生长于林缘、林下、荒野、路边。主产于湖南、福建、湖北、江苏等地。

采收　夏、秋两季花开前及花期均可采割，除去杂质，晒干。

功用　辛、苦，寒。归肝、肾经。祛风湿，利关节，解毒。用于风湿痹痛，筋骨无力，腰膝酸软，四肢麻痹，半身不遂，风疹湿疮。

验方　①疟疾：豨莶草（干品）50克，每日1剂，分2次煎服，连服3日。②黄疸型肝炎：豨莶草30克，车前草、金钱草各15克，栀子9克，水煎服。③风湿性关节炎、高血压：豨莶草、夏枯草、臭梧桐各9克，水煎服。④痈疽肿毒：豨莶草、乳香各30克，白矾15克，共为末，每次6克，热酒调下。

快认指南

　　豨莶：①一年生草本，高达1米以上，上部多复二叉分枝，枝上部被紫褐色头状有柄腺毛及白色长柔毛。②叶对生；叶片三角状卵形，长4～12厘米，宽1～9厘米，先端尖，基部近截形或楔形，下延成翅柄，边缘有不规则的浅齿或粗齿，两面均被柔毛，下面有腺点，主脉三出，脉上毛显著。③头状花序多数，排成圆锥状，花梗及枝上部密生短柔毛，总苞片2层，背面被紫褐色头状有柄腺毛，有黏手感；花杂性，黄色，边花舌状，雌性；中央为管状花，两性。④瘦果倒卵形，长约3毫米，有4棱，无冠毛。⑤花期8～10月，果期9～12月。

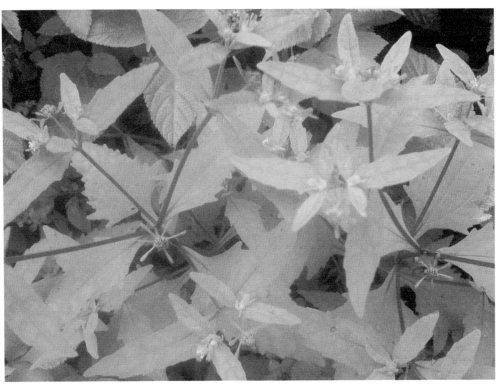

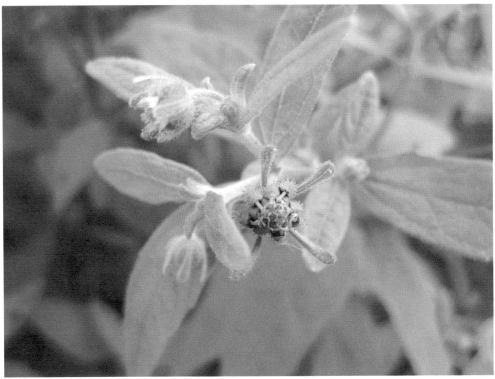

络石藤

别名 络石、爬山虎、石龙藤、钻骨风、白花藤、沿壁藤。

来源 为夹竹桃科植物络石 [*Trachelospermum jasminoides* (Lindl.) Lem.] 的干燥带叶藤茎。

生境 生长于温暖、湿润、疏荫的沟渠旁、山坡林木丛中。主产于江苏、安徽、湖北、山东等地。

采收 冬季至次春采割，除去杂质，晒干。

功用 苦，微寒。归心、肝、肾经。祛风通络，凉血消肿。用于风湿热痹，筋脉拘挛，腰膝酸痛，喉痹，痈肿，跌打损伤。

验方 ①筋骨痛：络石藤50~100克，浸酒服。②风湿热痹、关节热痛：络石藤、海风藤各12克，生石膏30克，苍术15克，牛膝10克，水煎服。③关节炎：络石藤、五加皮各50克，牛膝25克，水煎服，白酒为引。④外伤出血：络石藤适量，晒干研末，撒敷患处，外加包扎。

快认指南

①常绿攀缘木质藤本。茎圆柱形，赤褐色，节稍膨大，多分枝，有气生根，散生点状皮孔，新枝带绿色，密被褐色短柔毛。②叶对生，具短柄；叶片老时革质，椭圆形至卵状披针形，长5~10厘米，宽2~4.5厘米，先端短尖或钝，基部楔形，全缘，无毛或下面有毛。③白花，有香气，为腋生的聚伞花序，花序柄比叶长；花萼5深裂，裂片条状披针形，长约5毫米，花后外卷；花冠呈高脚碟状，冠管细，上端6裂，裂片右旋，长于花冠管；雄蕊5，花药箭形，连合围绕于柱头四周；子房上位，心皮2。④蓇葖果2，圆柱状，长10~18厘米，近于水平开展，成熟时开裂。种子多数，有许多白色种毛。⑤花期夏季。

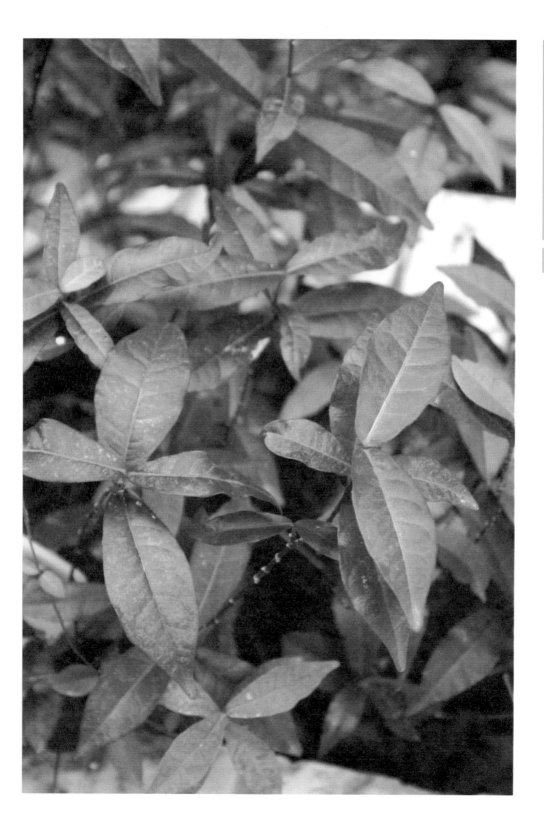

九里香

别名 石辣椒、九秋香、九树香、万里香、山黄皮、千只眼。

来源 为芸香科植物九里香 (*Murraya exotica* L.) 和千里香 [*Murraya paniculata* (L.) Jack] 的干燥枝叶和带叶嫩枝。

生境 性喜温暖、湿润气候，要求阳光充足、土层深厚、肥沃及排水良好的土壤，不耐寒。主产于广东、广西、福建等地。

采收 全年可采，晒干，切段。

功用 辛、微苦，温；有小毒。归肝、胃经。行气止痛，活血散瘀。用于胃痛，风湿痹痛；外治牙痛，跌打肿痛，虫蛇咬伤。

验方 ①皮肤湿疹：九里香鲜枝叶，水煎，擦洗患处。②跌打肿痛：鲜九里香叶、鲜地耳草、鲜水茴香、鲜栀子叶各等量，共捣烂，酒炒敷患处。③胃痛：九里香3克，香附9克，水煎服。④慢性腰腿痛：九里香15克，续断9克，水煎服。

快认指南

九里香：①常绿灌木或小乔木，高1～3米。树皮灰褐色，木材坚硬。多分枝，小枝圆柱形，无毛。②奇数羽状复叶互生，叶轴不具翅，小叶3～9片，互生，大小和形状变异均极大，有卵形、匙状倒卵形、椭圆形至近菱形，长2～8厘米，宽1～3厘米，先端钝，渐尖或稍凹入，基部宽楔形，常偏斜，全缘，一般野生种的小叶较大，栽培种的小叶较野生种为小，叶面深绿色有光泽。③聚伞花序顶生或腋生。花大而少，极芳香，直径可达4厘米，萼片5，三角形，长约2毫米，宿存；花瓣5，白色，倒披针形或长圆形，长2～2.5厘米，宽7～9毫米；雄蕊10，长短相间，花丝细条形，扁平；花柱棒状，柱头膨大，常较子房宽，子房圆筒形，2室。④浆果卵形或球形，大小变化很大，熟时朱红色。具种子1～2粒，种子有绵质毛。⑤花期秋季。

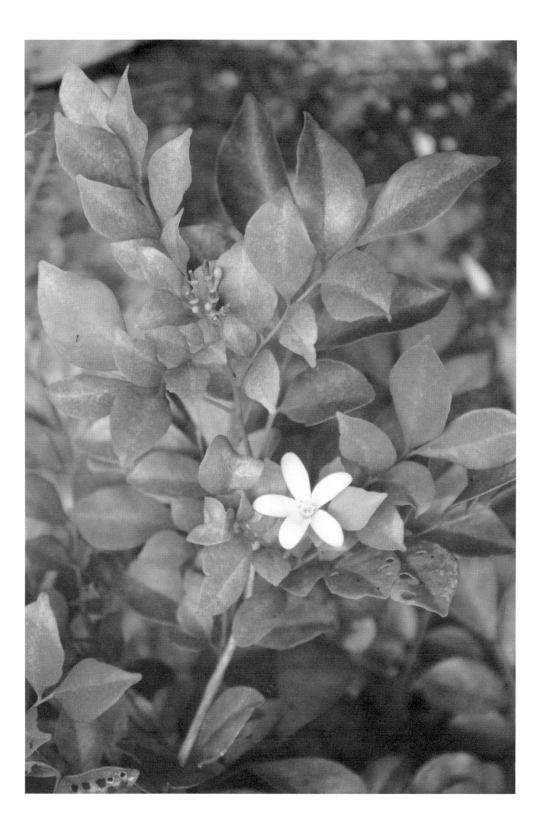

野木瓜

别名　木莲、乌藤、假荔枝、绕绕藤、八月挪、五爪金龙。

来源　为木通科植物野木瓜 (*Stauntonia chinensis* DC.) 的干燥带叶茎枝、根及根皮。

生境　生长于湿润通风的杂木林中、山路边及溪谷两旁。分布于安徽、浙江、江西、福建、广东、广西、海南等地。

采收　全年均可采割，洗净，切段，干燥。

功用　微苦，平。归肝、胃经。祛风止痛，舒筋活络。用于风湿痹痛，腰腿疼痛，头痛，牙痛，痛经，跌打伤痛。

验方　①手术后疼痛、麻风反应性疼痛：野木瓜50克，加水煎成30毫升，痛时顿服，严重时可每日服3次。②坐骨神经痛、风湿关节痛：野木瓜根、大血藤、五加根、胡颓子根各15～24克，水煎服。③风湿性关节炎：野木瓜、虎杖、鱼腥草、马鞭草各适量，水煎服，并用鲜品外敷。④跌打损伤：野木瓜、酒糟各适量，捣烂，用芭蕉叶包好煨热，敷患处。

快认指南

①常绿藤本。茎圆柱形，灰褐色，全株无毛。②掌状复叶互生，小叶片长圆形或长圆状披针形，先端短渐尖，基部圆形，长4～9厘米，全缘，有主脉及网状细脉，革质，上面平滑，下面带白色。③总状或伞形花序，具花3～7朵，雌雄同株，花直径1.5～2厘米，白色、淡红色或青莲色晕；雄花外轮具3个阔披针形的萼片，内轮具3个线形萼片，稍长，雄蕊6；雌花较雄花稍大而数少，内轮3个披针形萼片，短于外轮萼片，退化雄蕊6，成熟心皮卵圆形，紫色。④浆果长圆形，未熟时青色，熟时橙黄色，内含黑色种子多数。⑤花期5月。

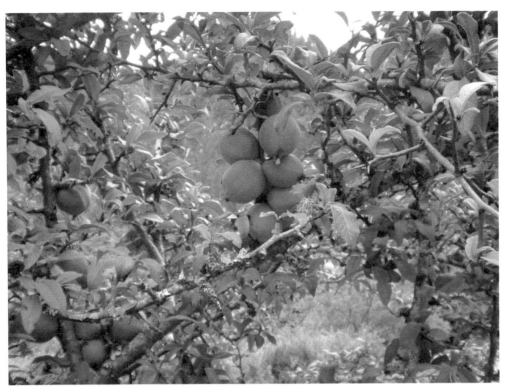

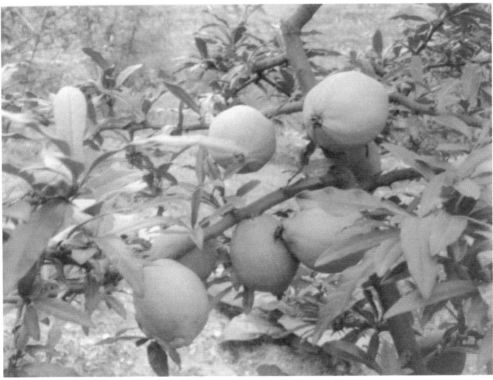

五加皮

别名 南五加皮、细柱五加、红五加皮、短梗五加、轮伞五加。

来源 为五加科植物细柱五加 (*Acanthopanax gracilistylus* W. W. Smith) 的干燥根皮。

生境 生长于路边、林缘或灌丛中。主产于湖北、河南、辽宁、安徽等地。

采收 夏、秋两季采挖根部，洗净，剥取根皮，晒干。

功用 辛、苦，温。归肝、肾经。祛风除湿，补益肝肾，强筋壮骨。用于风湿痹痛，筋骨痿软，小儿行迟，体虚乏力，水肿，脚气。

验方 ①腰脊、脚膝筋骨弱而行迟：五加皮为末，粥引调下，每次3克，每日3次。②腰痛：五加皮、杜仲（炒）各等份，为末，酒糊丸，如梧桐子大，每次30丸，温酒下。③风寒湿引起的腰腿痛：五加皮100克，当归、川牛膝各50克，白酒1000毫升，将诸药切碎浸酒中。7日后可服用，每次15毫升，每日2次。④水肿、小便不利：五加皮、大腹皮、陈皮、茯苓皮、生姜皮各9克，水煎服。

快认指南

①落叶灌木，高2～3米，枝呈灰褐色，无刺或在叶柄部单生扁平刺。②掌状复叶互生，在短枝上簇生，小叶5，稀3～4，中央一片最大，倒卵形或披针形，长3～8厘米，宽1～3.5厘米，边缘有钝细锯齿，上面无毛或沿脉被疏毛，下面脉腋有簇毛。③伞形花序单生于叶腋或短枝上，总花梗长2～6厘米，花小，黄绿色，萼齿、花瓣及雄蕊均为5。子房下位，2室，花柱2，丝状分离。④浆果近球形，侧扁，熟时黑色。

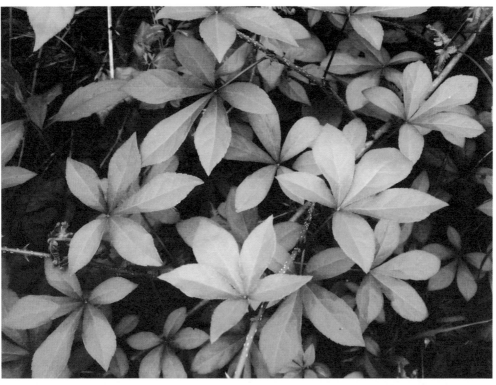

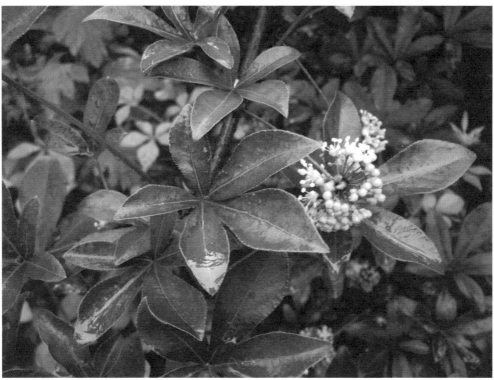

桑寄生

别名 寄生、寄生草、寄生树、桑上寄生。

来源 为桑寄生科植物桑寄生 [*Taxillus chinensis* (DC.) Danser] 的干燥带叶茎枝。

生境 寄生于构、槐、榆、木棉、朴等树上。主产于福建、台湾、广东、广西、云南等地。

采收 冬季至次春采割，除去粗茎，切段，干燥，或蒸后干燥。

功用 苦、甘，平。归肝、肾经。补肝肾，强筋骨，祛风湿，安胎元。用于风湿痹痛，腰膝酸软，筋骨无力，崩漏经多，妊娠漏血，胎动不安，高血压。

验方 ①冻伤：桑寄生300克，制成干浸膏，茶油调敷。②胎动腹痛：桑寄生50克，阿胶（炒）、艾叶各25克，水煎，去渣温服。③风湿性关节炎：桑寄生、玉竹各30克，鹿衔草、白芍、白术、牛膝、茯苓各15克，炙甘草9克，水煎服，每日1剂，分2次服用。④肾虚胎动不安：桑寄生、苎麻根各15克，杜仲、艾叶各10克，水煎服。⑤风湿腰腿痛：桑寄生、当归、秦艽、独活各9克，水煎服。⑥高血压：桑寄生、豨莶草各15克，夏枯草50克，牛膝12克，水煎服。

快认指南

①常绿寄生小灌木。老枝无毛，有凸起灰黄色皮孔，小枝稍被暗灰色短毛。②叶互生或近于对生，革质，卵圆形至长椭圆状卵形，先端钝圆，全缘，幼时被毛。③花两性，紫红色花1~3个聚生于叶腋，具小苞片；总花梗、花梗、花萼和花冠均被红褐色星状短柔毛；花萼近球形，与子房合生；花冠狭管状，稍弯曲。④浆果椭圆形，有瘤状突起。

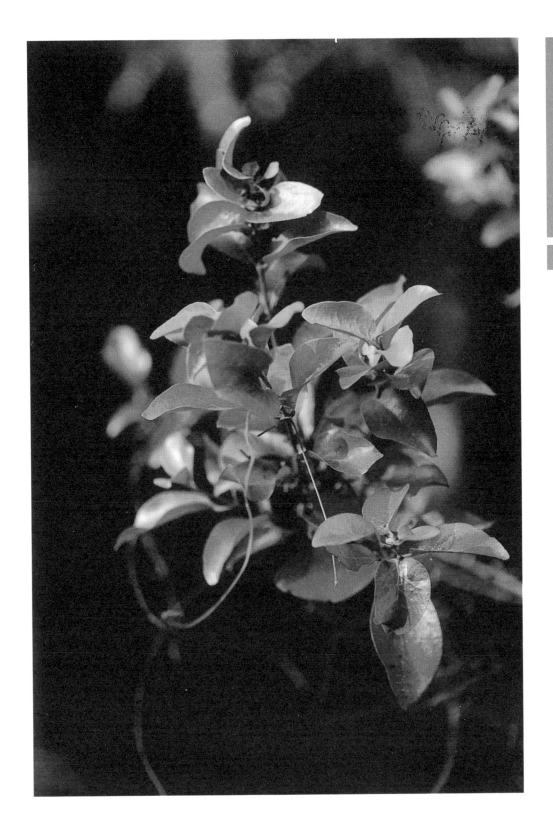

狗脊

别名 苟脊、扶筋、狗青、黄狗头、金狗脊、金毛狗脊。

来源 为蚌壳蕨科植物金毛狗脊 [*Cibotium barometz* (L.) J. Sm.] 的干燥根茎。

生境 生长于山脚沟边及林下阴处酸性土上。主产于四川、广东、贵州、浙江、福建等地。均为野生。

采收 秋、冬两季采挖，除去泥沙，干燥，或去硬根、叶柄及金黄色茸毛，切厚片，干燥，为"生狗脊片"；蒸后晒至六七成干，切厚片，干燥，为"熟狗脊片"。

功用 苦、甘，温。归肝、肾经。补肝肾，强腰膝，祛风湿。用于腰膝酸软，下肢无力，风湿痹痛。

验方 ①骨质增生症：狗脊、熟地黄、枸杞、川牛膝、补骨脂、桑寄生各15克，杜仲、菟丝子各12克，淫羊藿9克，水煎服。②腰肌劳损、腰膝酸软无力：狗脊、地龙、威灵仙、穿山甲各15克，独活10克，骨碎补、补骨脂各12克，水煎服。③风湿痹痛、手足麻木：狗脊、牛膝、木瓜、海风藤各9克，桑枝、桂枝、松节、秦艽、炒续断各6克，水煎服。

快认指南

①多年生树形蕨，高2.5～3米。根状茎粗大，平卧，木质。②叶柄粗壮，其基部和根状茎上均密被金黄色线形长茸毛，有光泽，似黄狗毛，故名金毛狗；叶片大型，长可达2米，广卵状三角形，三回羽状分裂，各羽片互生，下部羽片卵状披针形，上部羽片逐渐短小，至顶部呈窄卵尾状，小羽片条状披针形，渐尖，羽状深裂至全裂，裂片密接，窄矩圆形、亚镰刀形。③孢子囊群生于边缘的侧脉顶端，每裂片上有2～12枚，囊群盖2瓣，双唇状，形如蚌壳，棕褐色，成熟时侧裂。

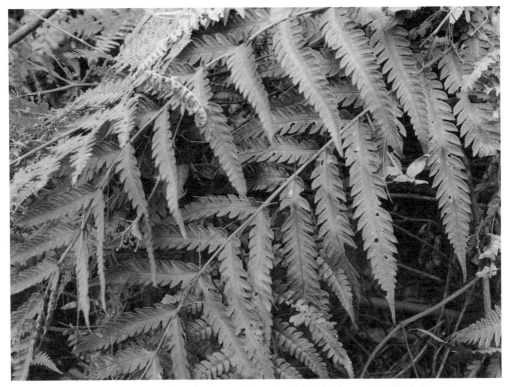

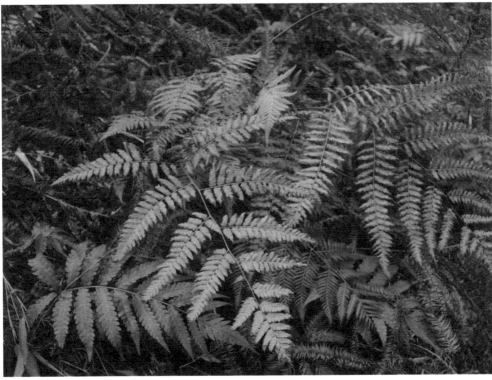

千年健

别名 一包针、千年见、千颗针。

来源 为天南星科植物千年健 [*Homalomena occulta* (Lour.) Schott] 的干燥根茎。

生境 生长于树木繁茂的阔叶林下、土质疏松肥沃的坡地、河谷或溪边阴湿地。主产于广西、云南等地。

采收 春、秋两季采挖，洗净，除去外皮，晒干。

功用 苦、辛，温。归肝、肾经。祛风湿，壮筋骨。用于风寒湿痹，腰膝冷痛，下肢拘挛麻木。

验方 ①风湿性关节炎：千年健、海风藤、青风藤、桑寄生各15克，独活、羌活各10克，水煎服。②跌打损伤、瘀滞肿痛：鲜千年健60克，捣烂调酒外敷。③肢体麻木、下肢无力：千年健、牛膝、五加皮、木瓜各15克，浸酒服。④跌打损伤、瘀滞肿痛：千年健、川芎各10克，红花8克，水煎服。

快认指南

①多年生草本。根状茎横走，长圆柱形，直径1～2厘米，表面粗糙，棕红色，折断后有多数针刺状纤维，芳香。②叶有高矮两型，高叶具长柄，长约25厘米，基部扩大成鞘状，叶片卵状箭形，长8～17厘米，宽6～15厘米，先端渐尖，基部心形，全缘，两面光滑无毛，侧脉平行向上斜升，基出侧脉4～5条向后弧曲，干后呈规则的皱缩；矮叶为条状披针形，基部宽约1厘米，上部渐窄。③肉穗花序具梗，长达10厘米，比佛焰苞长1倍，佛焰苞长圆状纺锤形，直径约1厘米，淡黄白色。花单性，无花被；雄花序较粗，长为雌花序的1.5倍，雄蕊4；雌蕊长圆形，退化雄蕊延长成棍棒状，柱头盘状，子房3室，中轴胎座。④浆果。⑤花期夏季。

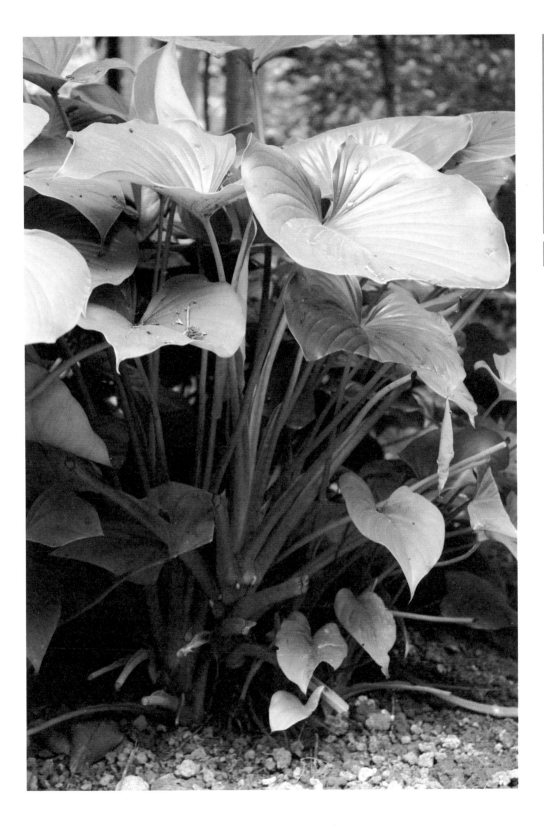

鹿衔草

别名 鹿蹄草、破血丹、鹿安茶、纸背金牛草。

来源 为鹿蹄草科植物鹿蹄草 (*Pyrola calliantha* H. Andres)或普通鹿蹄草 (*Pyrola decorata* H. Andres) 的干燥全草。

生境 生长于庭院和岩石园中的潮湿地。产于全国大部分地区。

采收 全年均可采挖，除去杂质，晒至叶片较软时，堆置至叶片变紫褐色，晒干。

功用 甘、苦，温。归肝、肾经。祛风湿，强筋骨，止血，止咳。用于风湿痹痛，腰膝无力，月经过多，久咳劳嗽。

验方 ①肾虚腰痛、神疲乏力：鹿衔草、熟地黄、黄芪、山药、补骨脂、菟丝子、杜仲、怀牛膝、白芍各15克，当归10克，水煎服。②小便清长或尿频、阳痿：鹿衔草30克，猪蹄1对，炖食。③外伤出血：鲜鹿衔草适量，捣烂外敷。④风湿性关节炎：鹿衔草、海风藤各15克，苍术、羌活各6克，桂枝9克，地龙5克，水煎服。⑤慢性咳嗽（慢性支气管炎、肺结核引起的）：鹿衔草15克，百部9克，水煎服。⑥肺结核咯血：鹿衔草、白及各20克，水煎服。

快认指南

鹿蹄草：①根茎细长，节上常有鳞片和根的残痕。茎圆柱形或具纵棱，长10～30厘米，紫褐色，并有皱纹，微有光泽。②叶基生，叶柄长4～12厘米，扁平而中央凹下，两边呈膜质状，常弯曲。叶片皱缩，稍破碎，上面紫红色，少有呈紫绿色的，光滑，下面紫红色，叶脉微突，纸质，易碎。③有时可见花茎，上有数朵小花；萼片5，舌形或卵状长圆形；花瓣5，早落；雄蕊10；花柱外露。④有时能见扁球形棕色蒴果。气无，味淡，微苦。⑤花期4～6月，果期6～9月。

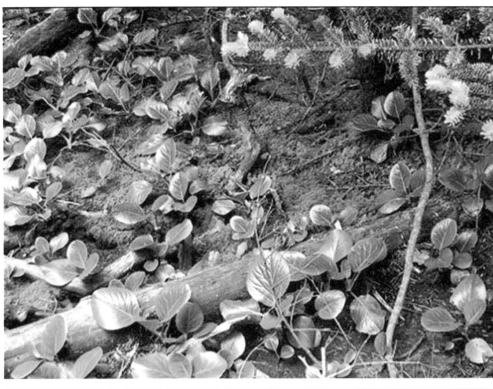

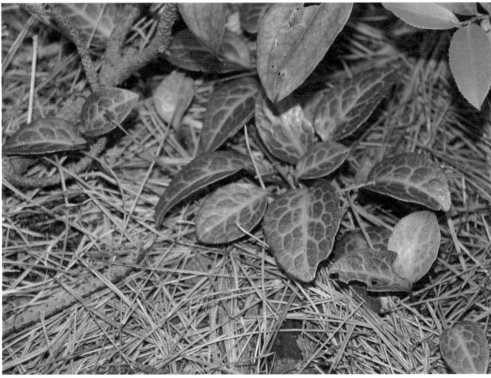

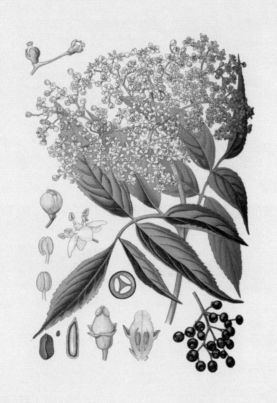